KOHLHAMMER STUDIENBÜCHER

Krankenpflege

Neurologie

Studienbuch für Krankenschwestern,
Krankenpfleger und medizinisch-technische Assistentinnen

Mit 10 Abbildungen
Wörterbuch und Wiederholungsbuch

von

Dr. med. Hans Müller-Fahlbusch
Privatdozent für Neurologie und Psychiatrie
an der Westfälischen Wilhelmsuniversität Münster/Westf.

2. Auflage

VERLAG W. KOHLHAMMER
STUTTGART BERLIN KÖLN MAINZ

Zweite Auflage 1975

Stuttgart Berlin Köln Mainz
Verlagsort: Stuttgart
Gesamtherstellung: W. Kohlhammer GmbH
Grafischer Großbetrieb Stuttgart
Printed in Germany
ISBN 3-17-002313-6

Inhalt

Einführung

Neurologie heißt Nervenheilkunde. Hervorgegangen ist die Neurologie aus der inneren Medizin, und bis heute bestehen zwischen beiden enge Beziehungen. Andererseits bestehen ebenso wichtige Verbindungen zwischen der Neurologie und der *Psychiatrie,* denn viele Krankheiten des Nervensystems verursachen seelische Störungen. Die seelischen Störungen gehören in das Gebiet der Psychiatrie. Da die neurologischen Krankheitszeichen und die seelischen Störungen zusammen die Krankheit und das Leiden eines Menschen sind, kann man sie oft gar nicht voneinander trennen. Der Facharzt für Nervenkrankheiten ist daher in der Erkennung und Behandlung der Erkrankung seiner Patienten sowohl auf die Neurologie als auch auf die Psychiatrie angewiesen. Es gibt Krankenhausabteilungen und Kliniken, die für Aufnahme und Behandlung neurologisch Kranker ebenso wie für psychiatrische Patienten eingerichtet sind. Da aber die Erforschung und die Behandlung neurologischer und psychiatrischer Erkrankungen verschiedene Anforderungen stellen, haben sich manche Kliniken für eines der beiden Fächer spezialisiert.

Es ist für Krankenschwestern, Pfleger und sonstige Mitarbeiter des Arztes aus zwei Gründen wichtig, Kenntnisse in der Neurologie zu erwerben. **Nervenkrankheiten rufen meist so komplizierte Störungen hervor, daß man das Verhalten des Kranken ohne neurologische Kenntnisse kaum verstehen kann.** Das Verstehen des Kranken ist aber eine wichtige Voraussetzung dafür, daß man ihm in der Pflege gerecht wird. Fernerhin ist der Arzt gerade bei neurologischen Krankheiten auf sachgemäße Mitarbeit seiner Helfer angewiesen. **Auch für das sachgemäße Helfen braucht man neurologische Kenntnisse.** Die Neurologie gilt als ein schwieriges Fach und es stimmt leider, daß hier viele Einzelheiten zu erlernen und zu durchdenken sind. Die Schwierigkeit wird aber dadurch vermindert, daß man neurologische Symptome oft aus der Anatomie und der Physiologie des Nervensystems durch Überlegen folgerichtig ableiten kann. Es werden in diesem Studienbuch auch nur solche Erkrankungen besprochen, die für die Krankenpflege unbedingt wichtig sind. Kenntnisse in Anatomie und Physiologie müssen hier jedoch vorausgesetzt werden. Auf das Studienbuch der Psychiatrie* wird wiederholt hinzuweisen sein.

* **H. Müller-Fahlbusch,** Psychiatrie, Kohlhammer Studienbücher/Krankenpflege

ABBILDUNGEN

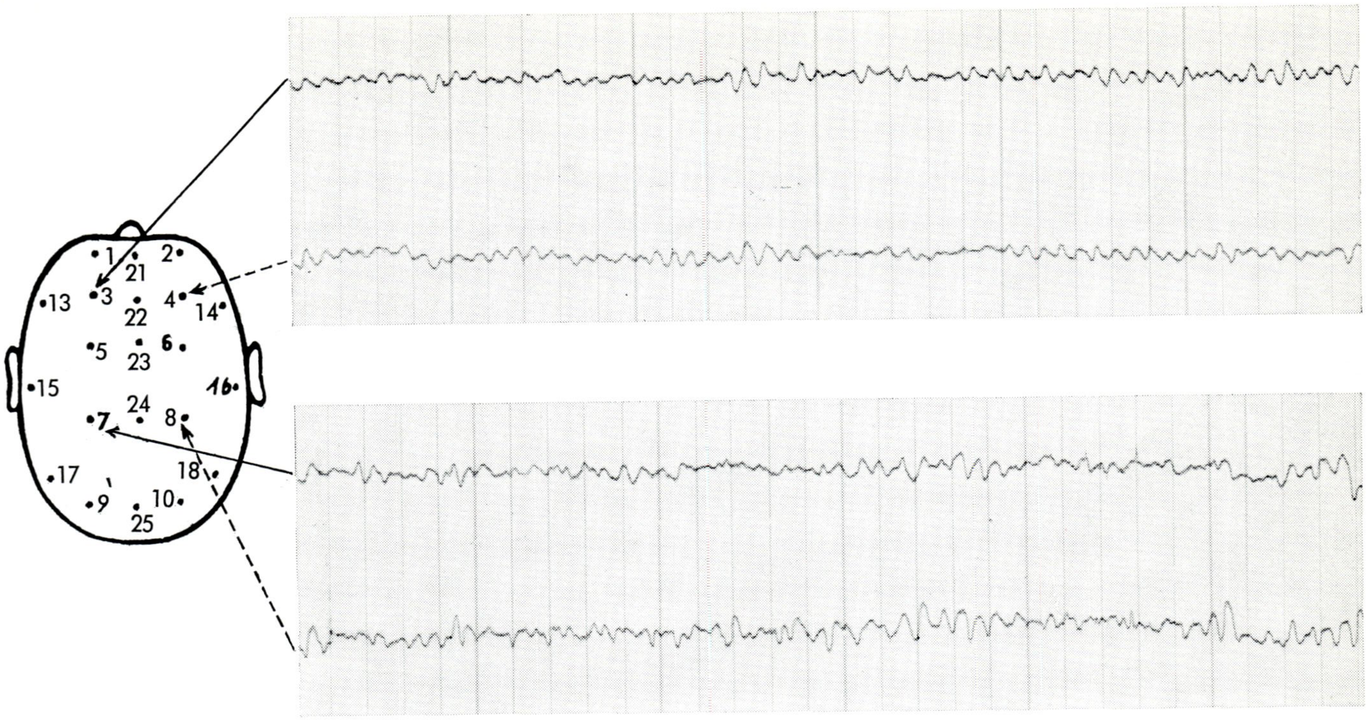

Abb.1: Normales Elektroenzephalogramm (EEG) eines Erwachsenen in völliger Ruhe. Es ist nur ein kleiner Ausschnitt der Gesamtkurve dargestellt. Die Pfeile weisen auf die Punkte des Schädels, von denen dieser Teil der Kurve abgeleitet worden ist.

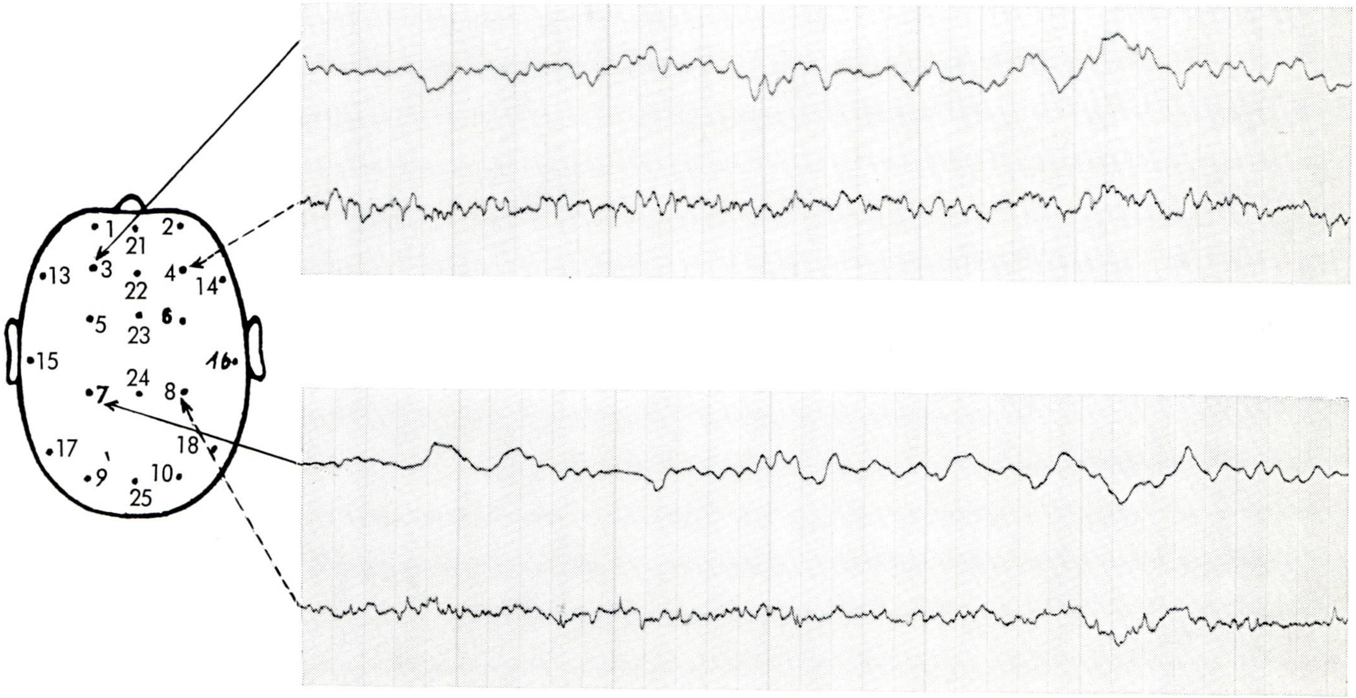

Abb. 2: Hirnstromkurve unseres Patienten Herrn T. (s. S. 69). Dieses EEG zeigt einen auf der linken Seite gelegenen Herdbefund. Man sieht, daß von den Punkten 3 und 7 langsamere Wellen abgeleitet worden sind als von den Punkten 4 und 8.

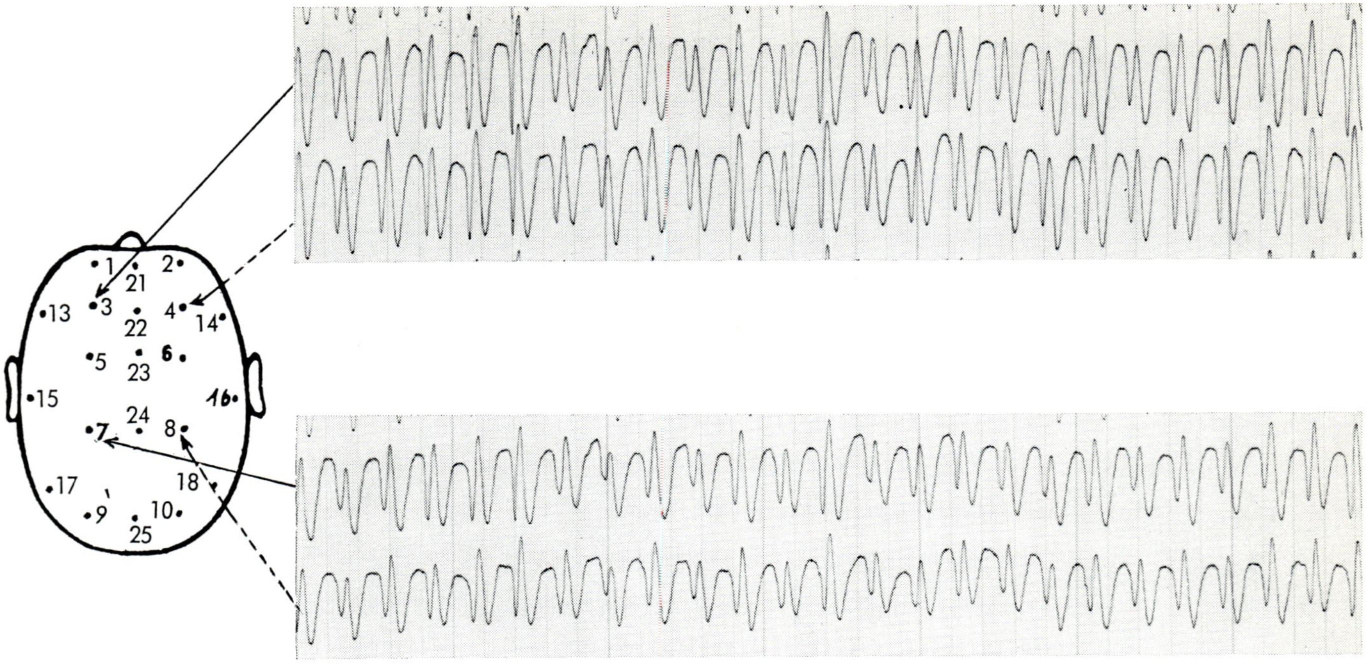

Abb. 3: Hirnstromkurve unserer Patientin Frau U. Es handelt sich um ein EEG, welches aus Krampfströmen zusammengesetzt ist. Es sind hier regelmäßige Spike-Wave-Komplexe (s. S. 72).
Herrn Dr. K. Suwelack, Oberkustos an der EEG-Abteilung der Univ.-Nervenklinik Münster, bin ich für die freundliche Überlassung der Kurven zu Dank verpflichtet.

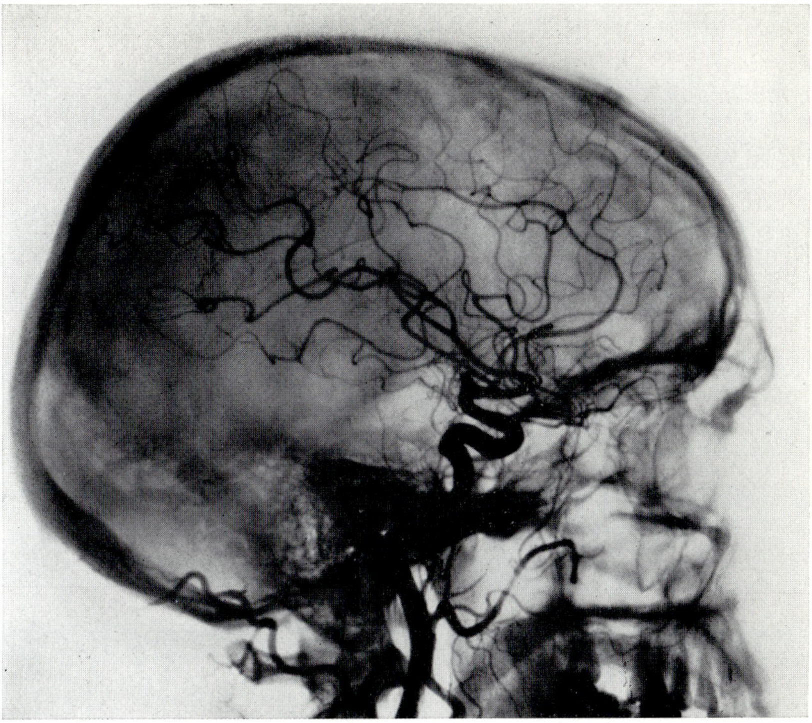

Abb. 4: Normales Carotisarteriogramm in seitlicher Aufnahme.

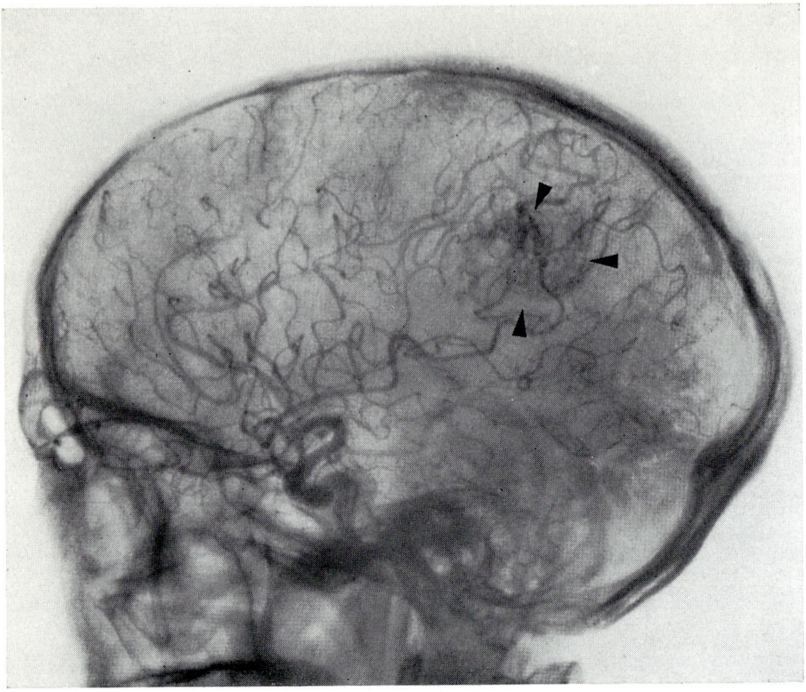

Abb. 5: Carotisarteriogramm unseres Patienten Herrn T. (s. S. 69). Man sieht an der durch Pfeile markierten Stelle eine Ansammlung des Kontrastmittels. Diese entspricht dem Sitz des Hirntumors.

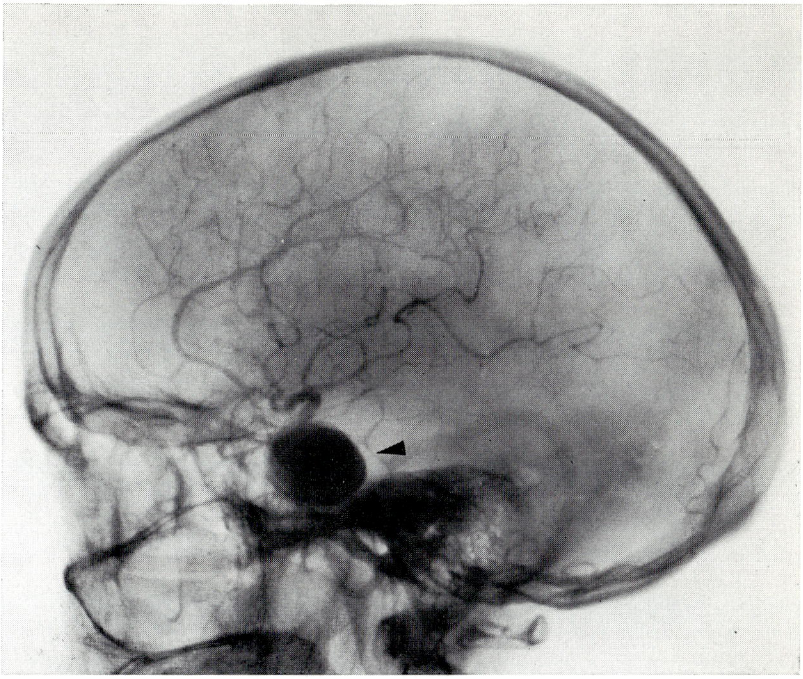

Abb. 6: Carotisarteriogramm unserer Patientin Frau O. An der durch einen Pfeil gekennzeichneten Stelle ist ein sehr großes Aneurysma der Arteria carotis abgebildet, welches die Ursache der neurologischen Symptome unserer Patientin war (s. S. 46).

Erster Teil
Lehrbuch

I. Diagnostische Methoden in der Neurologie

Die diagnostischen Methoden der Neurologie sind die Wege zu zwei großen Zielen. Zunächst muß der Nervenarzt feststellen, an welchem Ort, das heißt in welchem Teil des Nervensystems, die Krankheit zu finden ist. Man nennt das die Lokalisation der Krankheit. **Das zweite Ziel besteht in der Erkennung der Ursachen dieser Erkrankung.** Wie auch sonst in der Medizin gibt es in der Neurologie einige *Ursachengruppen,* in die sich die Krankheitsursachen einordnen lassen. Diese sind: *Verletzung, Entzündung, Tumor, Störung der Blutversorgung, Vergiftung, Stoffwechselstörung* und *Mißbildung.* Eine besondere Rolle spielt in der Neurologie eine weitere Gruppe, die man als *degenerative* Krankheiten zusammengefaßt hat. Kennzeichnend für diese Gruppe ist, daß aus inneren uns zum größten Teil noch nicht bekannten Gründen Nervenzellen und Nervenfasern zugrunde gehen. Vermuten darf man, daß diese degenerativen Krankheiten nichts anderes als Stoffwechselstörungen des Nervensystems sind. Für einige Krankheiten dieser Gruppe konnte das schon bewiesen werden.

Sind Ursachen und Ort der Krankheit durch diagnostische Methoden erkannt, so kann die Behandlung der Erkrankung beginnen. Die Möglichkeiten der Behandlung (die *therapeutischen Methoden*) werden jeweils im Anschluß an die Besprechung der Krankheiten erörtert.

Auch die neurologische Untersuchung beginnt wie jede andere ärztliche Untersuchung mit der *Anamnese.* Es ist sehr wichtig zu wissen, wie lange eine Krankheit schon besteht, ob sie plötzlich oder langsam begonnen hat, ob sie seither unverändert vorhanden war, oder ob die Symptome ein ständiges Kommen und Gehen aufwiesen. Vieles kann der Kranke selbst beobachten und angeben, manche Dinge kann er aber selbst nicht beobachtet haben, oder er kann seine Beobachtungen infolge der Krankheit nicht mehr berichten. Die Anamnese wird also nicht nur vom Kranken selbst erhoben, auch Angehörige oder Freunde werden nach der Entwicklung der Erkrankung befragt. Die Anamnese ist sehr wichtig. Das vergißt man heute leicht, denn es gibt Spezialuntersuchungen, die viel eher imponieren als eine schlichte Befragung des Kranken oder seiner Angehörigen. **Die Anamnese bleibt aber auch in Zukunft ein wichtiges diagnostisches Hilfsmittel des Arztes.**

Der Nervenarzt untersucht gewöhnlich zuerst die inneren Organe, denn Erkrankungen des Nervensystems haben dort oft ihren Ursprung. In schwierigen Fällen wird der Facharzt für innere Krankheiten zu Rate gezogen. Die eigentliche neurologische Untersuchung beginnt meist am Kopf. Es wird die Druck- und Klopfempfindlichkeit geprüft. Man stellt fest, ob Nackensteife vorhanden ist oder nicht. Die Funktion der Hirnnerven wird betrachtet. Es muß festgestellt werden, ob der Kranke riechen, schmecken, hören und sehen kann. Wenn es nötig ist, werden besondere Testverfahren durchgeführt, um die Angaben des Patienten nachzuprüfen. Hierbei wird der Nervenarzt sich in besonderen Fällen auch vom Augenarzt oder Hals-Nasen-Ohrenarzt beraten lassen. Es folgt die Untersuchung der Gliedmaßen. Da interessiert zunächst der Spannungszustand der Muskeln (der *Tonus*). Es ist nicht nur wichtig, ob der Tonus erniedrigt oder erhöht ist, von besonderer Bedeutung sind stets Seitenunterschiede. **Dieser Seitenvergleich wird überall in der neurologischen Untersuchung angewandt, wo es möglich ist.** Auch bei der Prüfung des Ernährungszustandes der Muskeln ist der Seitenvergleich von großer Bedeutung. Es ist bekannt, daß ein Muskel erschlafft und an Umfang abnimmt, wenn er längere Zeit nicht gebraucht wird, wie das z. B. nach längerer Ruhigstellung eines Gliedes durch einen Gipsverband beobachtet werden kann. Wenn aber ein Muskel von der ihn versorgenden Vorderhornnervenzelle des Rückenmarks getrennt wird, so schrumpft er noch viel auffälliger und weitgehender. Man nennt das eine *Atrophie* des Muskels. In wenigen Fällen liegt der Grund für die Atrophie in einer Muskelerkrankung, meist ist sie Hinweis auf eine Nervenkrankheit. Solche Muskelatrophien sind übrigens besonders deutlich an den kleinen Handmuskeln zu beobachten. Selbstverständlich muß auch die Kraft der Muskeln untersucht werden, denn die Schwäche eines Muskels (die *Parese*) ist ebenso wie die völlige Lähmung (die *Paralyse*) ein wichtiges Zeichen für eine Beschädigung der Nervenbahnen, die diesen Muskel zu bewegen haben. Die Untersuchung der *Reflexe* folgt, und sie ist ein so wichtiger Teil der neurologischen Untersuchung, daß wir uns trotz einiger Schwierigkeiten etwas ausführlicher damit befassen müssen. **Ein Reflex ist eine Antwort, die auf einen bestimmten Reiz erfolgt.** Der Reiz muß durch einen Empfänger aufgenommen werden. Die durch den Reiz hervorgerufene Erregung wird auf einer Nervenbahn zu einer Zentrale geleitet. Von dort gelangt sie auf einer anderen Nervenbahn zu einem Organ, welches die Antwort auf den Reiz ausführt. Den Weg der Erregung nennt man *Reflexbogen*. Auf einer schematischen Zeichnung ist ein Reflexbogen dargestellt (s. Abb. 7). Der Verlauf der vielen verschiedenen Reflexbahnen ist bekannt. Man kann also aus einer Störung eines Reflexes auf eine Beschädigung des entsprechenden Reflexbogens schließen. Bei der Untersuchung der Gliedmaßen sind Muskelreflexe am wichtigsten. Diese hat man *Eigenreflexe* genannt, weil der Reizempfänger sich im Muskel befindet und weil der Muskel selbst auch die Reflexantwort gibt. Diese besteht in einer einzelnen Zuckung. Der Reiz ist eine Längszerrung des Muskels, die man gewöhnlich durch einen Schlag mit dem Reflexhammer auf die Sehne des Muskels erreicht. Die bekanntesten dieser Eigenreflexe sind wohl der Patellar- und Achillessehnenreflex. Der Reflex kann abgeschwächt oder ganz erloschen sein, bei bestimmten Erkrankungen findet man dagegen gesteigerte Reflextätigkeit. Es gibt noch andere Reflexe, die man wegen der Beteiligung mehrerer Organe und mehrerer Schaltstellen *Fremdreflexe* genannt hat. Beim gesunden Menschen kontrahieren sich bei Bestreichen der Bauchhaut die Muskeln der Bauchwand. Das ist ein solcher Fremdreflex. Bei Schädigung der *Pyramidenbahn* sind die Bauchhautreflexe nicht mehr vorhanden. Die Pyramidenbahn ist eine Nervenfaserbahn, die uns noch oft beschäftigen wird. Der französische Neurologe *Josef Babinski* hat einen sehr

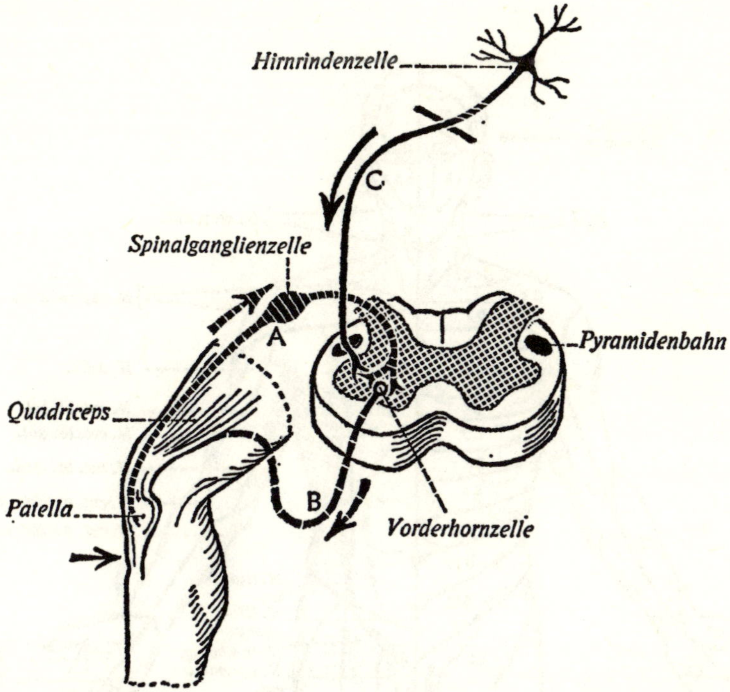

Abb. 7: Darstellung eines Reflexbogens, es ist hier der Patellarsehnenreflex. An der durch einen Pfeil gekennzeichneten Stelle wird mit einem Reflexhammer auf die Patellarsehne geschlagen. Der Reiz besteht in einer Zerrung des Muskels. Die Erregung läuft zum Rückenmark und von dort wieder zum Muskel zurück, der dann eine Zuckung ausführt. Unterbrechungen des Reflexbogens können den Reflex abschwächen oder ganz aufheben. Eine Störung der Pyramidenbahn, die hier durch einen Querstrich angedeutet werden soll, bewirkt Steigerung des Reflexes. (Darstellung nach *Bing*).

wichtigen Fremdreflex entdeckt, der nach ihm benannt wurde. Bestreicht man beim Erwachsenen die Fußsohle, so werden die Zehen in Richtung der Fußsohle gebeugt. Liegt aber eine Beschädigung der Pyramidenbahn vor, so erfolgt eine zum Fußrücken gerichtete Bewegung der Großzehe, die übrigen Zehen spreizen sich. Man sagt dann, der Babinskische Reflex ist positiv. Beim Säugling und Kleinkind ist der Babinskische Reflex immer positiv, weil bei ihnen die Pyramidenbahn noch nicht völlig ausgereift ist. Der Seitenvergleich wird bei allen Reflexuntersuchungen nach Möglichkeit angestellt. Ein weiterer wichtiger Abschnitt der neurologischen Untersuchung ist die Prüfung der Empfindungsfähigkeit. Denn nicht nur die Bewegungen unserer Muskeln (die *Motorik*) werden durch Nervenimpulse in Gang gesetzt, auch unsere Empfindungen, mit denen wir die Umwelt wahrnehmen, werden auf Nervenbahnen geleitet. Nun ist jedem bekannt, daß Sehen, Hören, Schmecken und Riechen verschiedene Empfindungen sind, die von verschiedenen Sinnesorganen aufgenommen und auf verschiedenen Nervenbahnen weitergegeben werden. Nicht so bekannt ist aber, daß auch das „Fühlen" (die *Sensibilität*) verschiedene Qualitäten umfaßt, die bei bestimmten

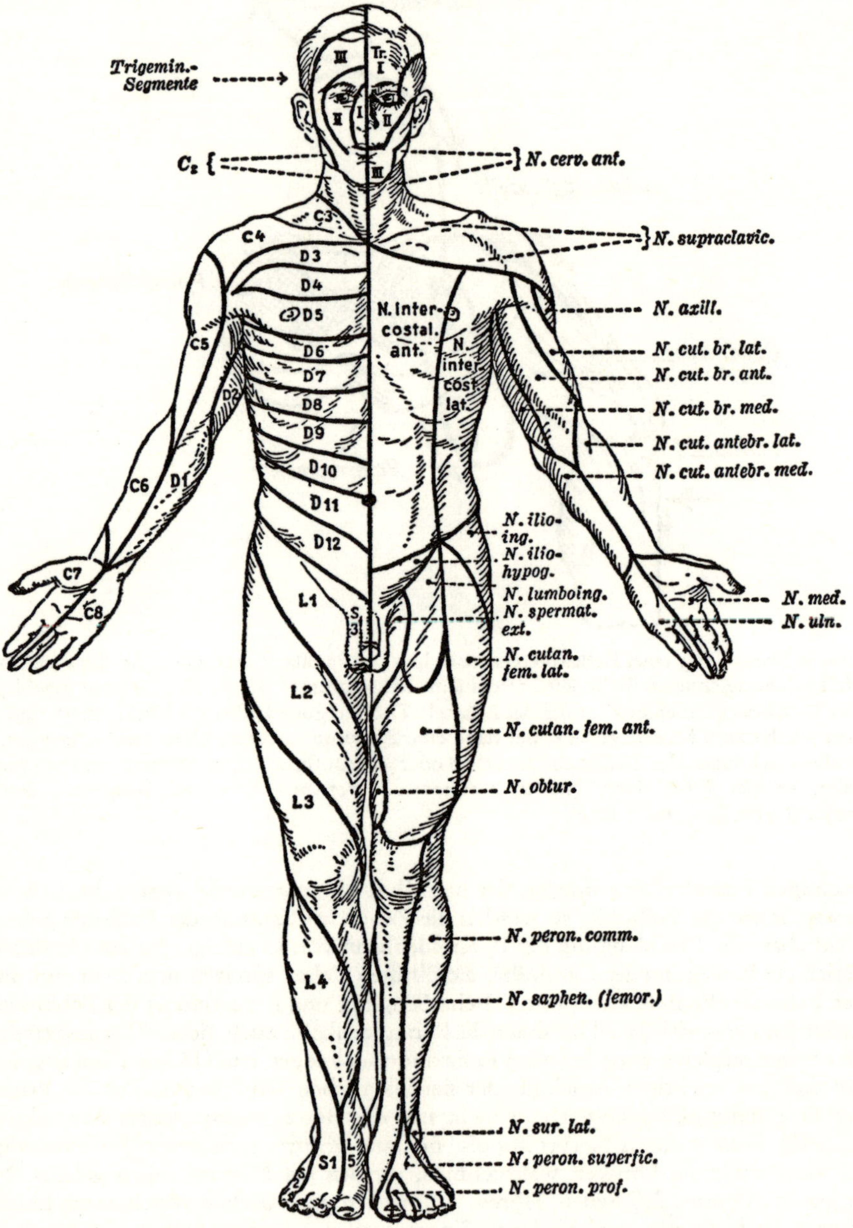

Abb. 8: Schema der Sensibilitätsverteilung (nach *Ewald*). Links ist die segmentale und rechts die periphere Verteilung der Sensibilität eingezeichnet.

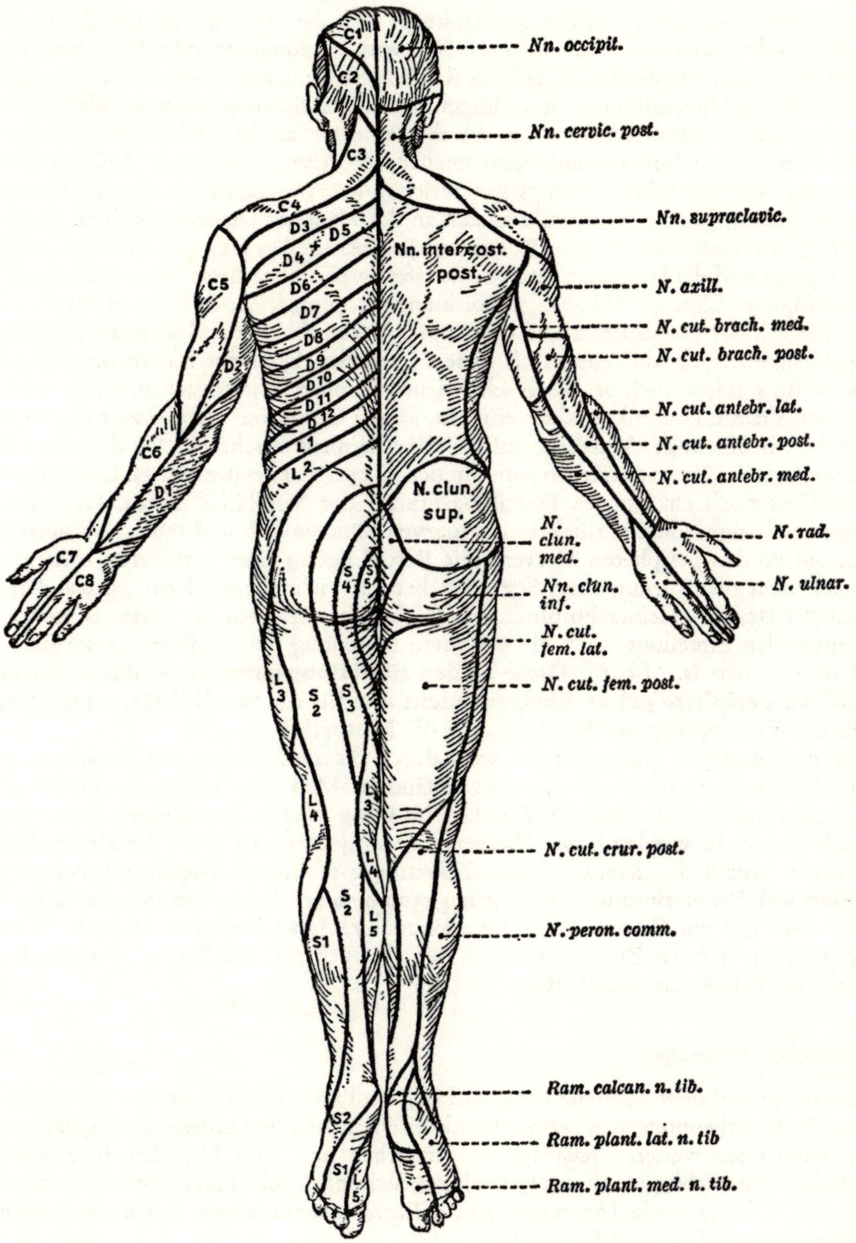

C1
C2
C3
C4
C5
C6
C7
C8
D1
D2
D3
D4
D5
D6
D7
D8
D9
D10
D11
D12
L1
L2
L3
L4
L5
S1
S2
S3
S4
S5
Nn. intercost. post.
N. clun. sup.
Nn. occipit.
Nn. cervic. post.
Nn. supraclavic.
N. axill.
N. cut. brach. med.
N. cut. brach. post.
N. cut. antebr. lat.
N. cut. antebr. post.
N. cut. antebr. med.
N. rad.
N. ulnar.
N. clun. med.
Nn. clun. inf.
N. cut. fem. lat.
N. cut. fem. post.
N. cut. crur. post.
N. peron. comm.
Ram. calcan. n. tib.
Ram. plant. lat. n. tib
Ram. plant. med. n. tib.

Nervenkrankheiten einzeln gestört sein können. **Die Sensibilität ist zu unterscheiden in einen Tastsinn, einen Schmerz- und Temperatursinn und in einen Stellung- und Lagesinn,** welcher uns Auskunft über die Stellung unserer Gelenke und Glieder gibt. Wenn ein Nerv oder ein Teil vom Rückenmark oder Hirn zerstört ist, so weist der davon abhängige Teil des Körpers ein Fehlen oder doch eine Störung der Empfindungsfähigkeit auf. Oft kündigen sich solche Störungen der Sensibilität durch eigenartige Mißempfindungen an, die die Patienten als Kribbeln oder Prickeln beschreiben. Diese Mißempfindungen nennen die Ärzte *Parästhesien.* Bei der Untersuchung von Sensibilitätsstörungen zeigt sich immer wieder, daß da ein ganz bestimmtes Einteilungsprinzip herrscht, was sich an der Haut am ehesten offenbart. Es ist das Prinzip der Einteilung unseres Körpers in Segmente. Am Rumpf ist das am einfachsten. Dort sind die Hautsegmente wie Streifen aneinandergesetzt. Man sieht es auf der beigefügten Skizze (s. Abb. 8). „Unordnung" kommt leider dadurch in das Bild, daß im Bereich der Gliedmaßen und des Kopfes Verwerfungen und Verzerrungen dieser Segmenteinteilung auftreten. Daß diese Einteilung aber nicht nur theoretisch interessant ist, sondern auch praktisch sehr wichtig, kann man leicht sehen, wenn man sich an eine Virusinfektionskrankheit erinnert, an die Gürtelrose *(Herpes zoster).* Dabei ist der bläschenförmige Ausschlag auf ein Hautsegment beschränkt, so daß ein Gürtel entsteht, meist übrigens nur ein halb um den Körper reichender Gürtel. Es kommt nun allerdings noch ein zweites Einteilungsprinzip der Sensibilität hinzu. Die zunächst segmental angeordneten Rückenmarksnerven bündeln sich und teilen sich auch wieder auf zu den peripheren Nerven. Die Beschädigung eines peripheren Nerven ruft daher nicht die Störung eines Segments hervor, vielmehr wird ein ganz anders begrenzter Bezirk in seiner Empfindungsfähigkeit gestört. Auf der Skizze ist neben der segmentalen Einteilung auch die periphere Einteilung der sensiblen Versorgung der Haut zu sehen (s. Abb. 8). **Diese beiden Einteilungsprinzipien, das segmentale und das periphere gelten übrigens nicht nur für die Sensibilität, sondern auch für die Versorgung der Muskeln, für die Motorik.**

Die neurologische Untersuchung wird durch die Betrachtung des Zusammenspiels der Bewegungen des Patienten vervollständigt. Man sieht nach, ob der Gang des Kranken unsicher ist. Eine Unsicherheit im Gang oder in den übrigen Bewegungen heißt *Ataxie.* Es werden ferner Zielversuche ausgeführt wie etwa der Finger-Nasenversuch, wobei der Kranke seinen Zeigefinger in hohem Bogen zur Nasenspitze führen soll. Bei bestimmten Krankheiten kann man bei diesem Versuch eine Unsicherheit oder gar ein Zielwackeln *(Intentionstremor)* feststellen. Bei anderen Nervenkrankheiten tritt das Zittern nicht bei Bewegungen auf, der *Tremor* ist vielmehr bei Ruhe des Gliedes am deutlichsten.

Spezialuntersuchungen

Anamnese und neurologische Untersuchung sind zwar die wichtigsten Voraussetzungen für die Erkennung von Nervenkrankheiten, nicht selten müssen aber Spezialuntersuchungen zur weiteren Klärung der Krankheit und ihrer Ursachen herangezogen werden. Die wichtigsten dieser Spezialuntersuchungen sollen hier besprochen werden. Es sind: 1. *bioelektrische Untersuchungen,* 2. *Röntgenuntersuchungen,* 3. *Untersuchungen des Nervenwassers (Liquor cerebrospinalis).*

Jedes Organ unseres Körpers produziert elektrische Ströme während es in Tätigkeit ist. Am bekanntesten ist wohl der vom Herzen erzeugte elektrische Strom, welcher im

Elektrokardiogramm (EKG) aufgezeichnet wird. Aber auch Hirn, Rückenmark und Muskeln bringen elektrische Ströme hervor. Mit der modernen Verstärkertechnik lassen diese Ströme sich ableiten und registrieren. Am wichtigsten davon ist in der Neurologie und auch in der Psychiatrie die Hirnstromschreibung *(Elektroenzephalogramm = EEG)*. Diese Untersuchung wird deswegen so häufig durchgeführt, weil man den Patienten dadurch fast gar nicht belästigen muß und weil sehr häufig wichtige Erkenntnisse aus dem EEG gewonnen werden können. Der Patient sitzt bei der Untersuchung in entspannter Haltung in seinem Sessel oder er liegt in seinem Bett. Es werden ihm mehrere Elektroden auf die Kopfhaut gesetzt, die über ein Kabel mit dem Apparat verbunden sind. Von den verschiedenen Punkten der Kopfhaut werden Ströme abgeleitet und aufgezeichnet. Beim gesunden Erwachsenen – beim Kind ist es noch anders – schreibt der Apparat einen wellenförmigen Kurvenzug auf, der etwa 10 Schwankungen in der Sekunde aufweist. Öffnet der Patient die Augen oder denkt er angestrengt über etwas nach, so verdoppelt sich die Zahl der Wellen im gleichen Zeitraum. Im Schlaf wird diese Zahl geringer. Viel wichtiger für die nervenärztliche Untersuchung ist nun aber, daß die Zahl der Wellen in einer bestimmten Zeit (die Frequenz) und auch die Wellenform durch bestimmte Krankheiten des Hirns verändert werden.

In den meisten Fällen wird die Frequenz geringer bei Erkrankungen des Hirns, es treten also langsamere und trägere Wellen im EEG auf. Man nennt das eine *Allgemeinveränderung* des EEG (s. Abb. 1). Bei Patienten mit zerebralen Anfallsleiden findet man häufig, durchaus aber nicht immer, steile, spitze Wellen, die manchmal mit nachfolgenden trägen Wellen kombiniert sind. Diese *Zeichen gesteigerter Krampfbereitschaft* sind bei der Erkennung und Behandlung aller zerebralen Anfallsleiden von größter Bedeutung (s. Abb. 3). Es kommt nun aber noch hinzu, daß die verschiedenen Punkte der Kopfhaut verschiedene Kurvenzüge zeigen können, wenn sich in ihrer Nähe ein isoliert erkrankter Hirnteil befindet. Leitet man von einigen Punkten der Kopfhaut eine normale Kurve ab, von anderen Punkten aber eine mit Anzeichen krankhafter Störungen, so ist das ein deutlicher Hinweis auf einen Krankheitsherd. Man spricht dann von einem *Herdbefund* des EEG (s. Abb. 2). Man ist damit dem einen Ziel der nervenärztlichen Untersuchung, den Ort der Krankheit zu finden, ein erhebliches Stück nähergekommen. Über die Ursache der Krankheit sagt ein Herdbefund nicht unbedingt etwas aus.

Elektrische Impulse gehen auch vom Rückenmark aus, sie werden über die Nerven zu den Muskeln geleitet. Daß die Nerven deswegen jedoch nicht einfach mit elektrischen Kabeln gleichzusetzen sind, soll später noch erklärt werden. Aus den Muskeln kann man ebenfalls elektrische Ströme ableiten. Die abgeleitete Kurve heißt *Elektromyogramm (EMG)*. Wir werden noch sehen, daß diese Untersuchung bei vielen Erkrankungen des Rückenmarks, der Nerven und auch der Muskeln wichtig ist. Allerdings kommt ihr nicht die Bedeutung des Elektroenzephalogramms zu. Zwei weitere Spezialuntersuchungen sollen hier nur erwähnt werden, da sie praktisch nicht so wichtig sind wie EEG und EMG. Es ist das Echolot, bei welchem mit Ultraschallwellen der Schädel ausgemessen wird, und die Untersuchung des Hirns mit radioaktiv markierten Stoffen.

Wie auch sonst in der Medizin spielen Röntgenuntersuchungen in der Neurologie eine wichtige Rolle. Hier ist zunächst an den anatomischen Aufbau des Nervensystems zu erinnern. Hirn und Rückenmark werden beide von schützenden Knochen umgeben. Veränderungen der Schädelknochen oder der Wirbelsäule, die man auf dem Röntgenbild sehen kann sind daher oft Hinweise auf Schäden des Rückenmarks oder des Hirns. Das Hirn selbst, das Rückenmark oder auch die peripheren Nerven kann man durch Röntgenstrahlen nicht direkt sichtbar machen. Man kann aber in den Raum, der das Rückenmark umgibt, in den Spinalkanal ein Kontrastmittel einführen und dadurch eine indirekte Darstellung des Rückenmarks erreichen. Man nennt diese Untersuchungsmethode *Myelographie,* das Bild heißt *Myelogramm.* Gleiches gilt auch für das Gehirn. Es wird Luft in den Spinalkanal eingeführt – wie das gemacht wird, soll noch erklärt werden –, und diese Luft steigt dann in die Räume um das Hirn *(Subarachnoidalraum)* und in die Räume innerhalb der Hirnsubstanz (Hirnventrikel). Dadurch entsteht ein Bild der Hirnoberfläche und der Hirnventrikel. Man nennt dieses Verfahren *Pneumenzephalographie (Pneumenzephalogramm).* Man kann mit dieser Methode größere Hirnnarben oder Schrumpfungen sowie auch Verdrängungserscheinungen durch Hirntumoren nachweisen. Allerdings ist das für die Suche nach einem Hirntumor heute wichtigste Röntgenverfahren die *Angiographie* einer Hirnschlagader oder *Arteriographie.* Das Gehirn wird durch je zwei große Arterien mit Blut versorgt, durch die beiden Halsschlagadern (Arteria carotis) und durch die beiden Wirbelarterien (Arteria vertebralis). Da der größere Teil des Großhirns durch die Arteria carotis versorgt wird, ist die *Carotisangiographie* die häufigste Arteriographie in der Neurologie. Man spritzt zur Ausführung einer Arteriographie ein Kontrastmittel in die Schlagader und macht eine oder mehrere Röntgenaufnahmen, während dieses Kontrastmittel durch die Blutgefäße des Hirns fließt. Auf diese Weise stellt man den gesamten Gefäßbaum dar, der eine gleichbleibende Gestalt hat. Sind Veränderungen dieser Gestalt zu sehen, so liegt das entweder daran, daß die Gefäße selbst erkrankt sind, oder daß die Gefäße etwa durch einen Tumor aus ihrer normalen Lage verdrängt wurden (s. Abb. 4).

Die Untersuchung *des Nervenwassers (Liquor cerebrospinalis)* ist die letzte der hier besprochenen Spezialmethoden. Keineswegs soll das heißen, daß sie die am wenigsten wichtige ist. Vielmehr ist jede hier aufgeführte Untersuchungsmethode an passender Stelle gut und nützlich. Die Liquoruntersuchung ist bei vielen Krankheiten des Nervensystems nicht zu entbehren. Schon bei der Besprechung der Myelographie und der Pneumenzephalographie wurde darauf hingewiesen, daß der Raum, welcher das Rükkenmark umgibt, bestimmte Kontrastmittel aufnehmen kann. Dazu ist ein Eingriff nötig, der *Lumbalpunktion* heißt. Die Lumbalpunktion – weniger häufig auch die *Suboccipitalpunktion* – ist auch die Voraussetzung für die Entnahme des Liquors zum Zweck der Untersuchung. Über diesen Eingriff herrschen bei vielen Patienten falsche Vorstellungen. Man fürchtet, das Rückenmark werde angestochen, und dieses geschehe unter furchtbaren Schmerzen. Die Lumbalpunktion ist aber nicht viel schmerzhafter als eine Venenpunktion, und das Rückenmark kann nicht beschädigt werden, weil der Einstich in denjenigen Teil des Spinalkanals erfolgt, der nur noch die langen Nervenwurzeln (Cauda equina) enthält. Diese Nervenwurzeln weichen der Punktionsnadel aus. Die Nadel wird bei der Lumbalpunktion zwischen den Dornfortsätzen des 3. und 4. oder des 4. und 5. Lendenwirbels eingeführt. Bei der Suboccipitalpunktion erfolgt der Einstich am Hinterkopf zwischen Hinterhauptsschuppe und dem ersten Halswirbel. Vorsicht ist allerdings geboten, wenn gesteigerter Schädelinnendruck besteht. Wir werden später noch zu erklären haben, was gesteigerter Schädelinnendruck ist. Nur in diesem Falle kann das Entnehmen des Liquors den Kranken gefährden. Hat die Nadel die harte Rückenmarkshaut durchstochen, so tropft der Liquor in das bereitgehaltene Reagenzgläschen.

Der Liquor soll klar und wasserhell sein. Bei manchen Erkrankungen kann man sofort Veränderungen des Liquors sehen, z. B. Blutbeimengungen oder Trübungen. Stets wird aber eine mikroskopische und chemische Untersuchung dieser Betrachtung mit bloßem Auge folgen. Der Liquor enthält immer einige Lymphozyten und er hat einen bestimmten Eiweißgehalt. Findet man die Zellzahl vermehrt und den Eiweißgehalt gesteigert, so weist das auf eine Erkrankung des Zentralnervensystems hin. Oft kann man sogar zwischen Tumor, Entzündung oder Blutung je nach der gefundenen Veränderung entscheiden. **Dieser Einblick in das Krankheitsgeschehen ist so wichtig, daß man dem Patienten die geringe Belästigung durch die Lumbalpunktion durchaus zumuten kann.** Wenn der Spinalkanal durch einen Tumor verstopft ist, kann die Lumbalpunktion noch eine weitere wichtige Information ergeben. Drückt man nämlich auf beide Halsvenen, so staut sich das Blut im Schädelinneren und der Druck pflanzt sich bis in den Spinalkanal fort. Das kann man messen, indem man an die Punktionsnadel ein einfaches Steigrohr anschließt. Ist die Passage aber durch einen Tumor im Spinalkanal verlegt, so kann der Druck bei dieser Untersuchung, die man *Queckenstedtschen Versuch* nennt, nicht ansteigen.

Wir haben den Gang der neurologischen Untersuchung in großen Zügen dargestellt. Wie schon in der Einführung betont, sind Hirnkrankheiten häufig Ursache seelischer Störungen. An die neurologische Untersuchung muß sich daher bei solchen Krankheiten häufig eine *psychopathologische* Untersuchung anschließen. Die *Psychopathologie* ist die Lehre vom gestörten Seelenleben. Die seelischen Störungen bei Hirnkrankheiten können sich als Wesensänderung des Kranken oder als körperlich begründbare Psychose äußern. Im Studienbuch der Psychiatrie sind diese Krankheitsbilder ausführlich beschrieben. **Hier soll nur darauf hingewiesen werden, daß in der Pflege hirnkranker Patienten seelische Störungen stets sorgfältig beobachtet und berücksichtigt werden müssen.**

Kurzer Rückblick

Die nervenärztliche Untersuchung soll den Ort und die Ursache der Krankheit feststellen. Die vom Arzt erhobene Anamnese (Vorgeschichte) ist schon ein wichtiger Schritt auf dem Weg zu diesen beiden Zielen. Die neurologische Untersuchung prüft die Funktionen von Hirn, Rückenmark und peripheren Nerven. Störungen der Motorik (Bewegungsfähigkeit) und der Sensibilität (Empfindungsfähigkeit) sind wichtige Hinweise auf Krankheiten des Nervensystems. Störungen der Motorik äußern sich in Lähmungen, Reflexveränderungen oder in Ataxie und Tremor. Die Sensibilität kann in sehr verschiedener Weise gestört sein. Es ist wichtig, eine segmentale von einer peripheren Einteilung der Sensibilität zu unterscheiden. Spezialuntersuchungen ergänzen die neurologische Untersuchung. Die Spezialuntersuchungen lassen sich in drei Gruppen einteilen 1. bioelektrische Untersuchungen (EEG und EMG), 2. Röntgenuntersuchungen (Röntgenuntersuchungen von Schädel und Wirbelsäule sowie Kontrastmittelverfahren: Myelographie, Pneumenzephalographie und Arteriographie) 3. Untersuchungen des Nervenwassers (mikroskopische und chemische Liquoruntersuchungen).

II. Das autonome Nervensystem

Autonom heißt, nach eigenen Gesetzen arbeitend. Das Eigenschaftswort soll sagen, daß dieses Nervensystem gegenüber dem Zentralnervensystem eine gewisse Selbständigkeit besitzt. Eine andere Bezeichnung, nämlich *vegetatives Nervensystem,* soll die Aufgaben andeuten, die ihm zukommen. Es ist nämlich für die Organe zuständig, die Wachstum und Erhaltung unseres Körpers gewährleisten. Es gibt zwei große Unterteilungen des vegetativen Nervensystems, die man zwei Gegenspieler genannt hat. Diese heißen *Sympathikus* und *Parasympathikus.* Gegenspieler ist insofern richtig, als der eine immer das Gegenteil des anderen bewirkt, sorgt der eine für Erweiterung der Blutgefäße, kommt der andere für die Verengung auf, mit Beschleunigung und Verlangsamung des Herzschlages geht es ebenso. Eigentlich aber sind Sympathikus und Parasympathikus nicht Gegenspieler, sondern sie sind wie zwei gespannte Seile, die einen Mast in seiner Stellung halten, indem jedes nach seiner Seite zieht. Auf diese Weise wird in wichtigen Organen das für den Körper jeweils zuträgliche Gleichgewicht aufrechterhalten. Das autonome Nervensystem ist, wie wir aus der Anatomie wissen, weitverzweigt. Man findet es in Nervengeflechten innerhalb von Organen, im Grenzstrang des Sympathikus, der wie eine Strickleiter geformt ist, in Teilen des Rückenmarks und des Mittelhirns. Die Selbständigkeit dieses Nervensystems geht nun aber nicht so weit, daß es überhaupt keine Verbindung mit dem Zentralnervensystem hätte. Vielmehr gibt es eine Verbindung zu jedem Spinalnerven, so daß die peripheren Nerven immer auch Fasern des autonomen Nervensystems enthalten.

Besondere Erkrankungen des vegetativen Nervensystems sind hier nicht zu besprechen. Da aber bei allen unseren Gefühlswallungen das vegetative Nervensystem mitspricht, ist es bei vielen Krankheitszuständen mitbeteiligt. Jedermann weiß, daß Angst Herzklopfen macht oder auch Schweißausbruch, daß man vor Scham errötet usw. Bei manchen Menschen besteht eine besondere Empfindlichkeit des vegetativen Nervensystems. Wenn diese Empfindlichkeit sich mit seelischen Schwierigkeiten koppelt, so sind die eben genannten Zeichen oft so auffällig, daß man von einer *vegetativen Dystonie* gesprochen hat. Damit sollte gesagt werden, daß im vegetativen Nervensystem etwas in Unordnung geraten ist. In Wirklichkeit steht hinter einer solchen vegetativen Dystonie meist ein seelisches Problem. Das vegetative Nervensystem ist nur das Instrument zum Ausdruck seelischer Konflikte.

III. Erkrankungen der peripheren Nerven

Wie wir schon in den Ausführungen zur neurologischen Diagnostik gesehen haben, ist jeder periphere Nerv zur Versorgung bestimmter Muskelgruppen und bestimmter Hautbereiche verantwortlich. Es ist leicht zu begreifen, daß die motorische und sensible Versorgung ausfällt, wenn der betreffende Nerv in seiner Funktion gestört ist. Diese Funktionsstörung kann auf vielerlei Weise geschehen. Am leichtesten versteht man wohl, daß eine Störung eintritt, wenn ein Nerv mechanisch durch eine Verletzung beschädigt wurde. Wie das geschehen kann, wollen wir an einem Beispiel kennenlernen.

Ein 19jähriger Patient, Herr A., hatte sich bei einem Sturz einen Bruch des rechten Oberarmknochens zugezogen. Schon gleich nach dem Unfall hatte man eine Lähmung an der rechten Hand bemerkt. Diese Lähmung blieb auch bestehen, obwohl der Oberarmbruch durch chirurgische Behandlung mit einer Marknagelung bald gut verheilt war. Deshalb war der Patient drei Monate nach dem Unfall in die Nervenklinik eingewiesen, damit festgestellt werden sollte, ob mit einer Besserung der Lähmung zu rechnen sei oder ob man eine Nervennaht vornehmen müsse.

Bei der Untersuchung des Kranken zeigte sich, daß die rechte Hand mit der Handinnenfläche zum Unterarm gebeugt gehalten wurde. Der Kranke konnte die rechte Hand nicht strecken wie auf der Gegenseite. Die rechte Hand hing schlaff herab. Der Nervenarzt bezeichnet diesen Lähmungstyp der Hand als *Fallhand.* Wenn die rechte Hand vom Untersucher angehoben wurde, war der Faustschluß gar nicht wesentlich geschwächt. Die Bewegungen des rechten Daumens waren allerdings nicht so wie auf der gesunden Gegenseite möglich. Der Kranke gab auch an, daß die Haut des rechten Daumens und des Zeigefingers besonders auf dem Handrücken unempfindlich sei. Diese Unempfindlichkeit erstrecke sich auch noch auf eine daumenwärts gelegene Zone des rechten Unterarmes (s. Abb. 8). Auf der Abbildung ist die Ausbreitung dieser unterempfindlichen Zone zu sehen. Sie entspricht dem Versorgungsbereich des Nervus radialis. Auch die Lähmung der Muskeln, die die Streckung der Hand ausführen, geht auf eine *Radialislähmung* zurück. Die Untersuchung der gelähmten Muskeln durch das Elektromyogramm ließ erkennen, daß der beschädigte Nerv bereits wieder Impulse in die gelähmten Muskeln leitete, obwohl der Kranke noch überhaupt keine Bewegungen ausführen konnte. Man durfte also auf eine baldige Wiederherstellung rechnen. Acht Wochen später waren diese Impulse noch deutlicher aufzuzeichnen und man konnte jetzt auch schon geringfügige Bewegungen der Muskeln bemerken, wenn der Patient sich sehr bemühte sie zu bewegen. Von der operativen Behandlung mit einer Nervennaht konnte man also absehen.

Es handelte sich um eine *Radialisparese.* Sie entsteht manchmal, wenn der Bruch des Oberarmknochens den Radialis-Nerv beschädigt, der sich an einer bestimmten Stelle um diesen Knochen windet. Durch die Radialisparese, entsteht die „*Fallhand*", d.h., eine schlaffe Parese der Muskeln, welche die Hand strecken. Außerdem ist mit der motorischen Lähmung eine sensible Lähmung verbunden, d.h., ein bestimmter Hautbezirk wird gefühllos oder unterempfindlich. **Wenn die motorische Lähmung**

länger bestehen bleibt, zeigt sich eine Atrophie der Muskeln, welche nicht mehr mit den sie versorgenden Vorderhorn-Nervenzellen des Rückenmarks verbunden sind. Die beiden anderen großen Armnerven sind der N. medianus und der N. ulnaris. Die *Medianuslähmung* schafft einen Typ der Handlähmung, den man *Affenhand* genannt hat. Diese zunächst seltsam anmutende Bezeichnung ist entstanden, weil der Daumen dann parallel zu den übrigen Fingern steht, wie man es eben an der Affenhand sehen kann. Dabei wird auch der Daumenballen atrophisch, wodurch der Eindruck einer affenähnlichen flachen Hand noch verstärkt wird. Auch die Medianuslähmung zeigt eine charakteristische Verteilung der Empfindungsstörung. Die *Ulnarislähmung* bewirkt, daß die Finger der teilgelähmten Hand so stehen, als wollte man mit ihnen kratzen, dieser Lähmungstyp ist daher *Krallenhand* genannt worden. Ulnaris- und Medianuslähmungen kamen besonders häufig als Folge von Schußverletzungen vor. Zuweilen waren auch beide Nerven beschädigt, oder gar alle drei, wenn große Gewebszerreißungen geschehen waren. Auch an den Beinen können Verletzungen peripherer Nerven zu Lähmungen führen. Wenn der große *Nervus ischiadicus* beschädigt wird, entstehen schwerste Lähmungen des betreffenden Beines. Häufig ist die Lähmung des *Nervus fibularis,* der von manchen Ärzten auch *Peronaeus* genannt wird. Stellt dieser Nerv seine Funktion ein, kann der Fuß beim Gehen nicht mehr angehoben werden. Die Fußspitze schleift dann über den Boden. Wir werden uns noch über mögliche Schädigungen dieser Nerven zu unterhalten haben. Besonders nach Schußverletzungen und schweren Gewebszerreißungen im Kriege trat manchmal eine für die Patienten sehr unangenehme Störung auf, die man *Kausalgie* genannt hat. Besonders Medianus- und Ischiadicusverletzungen führten zur *Kausalgie.* Es handelte sich dabei um brennende Schmerzen in dem gelähmten und teilweise unempfindlichen Glied. Diese brennenden Schmerzen hielten mehrere Jahre an. Das ist ein ebenso merkwürdiger Tatbestand, wie der des *Phantom-Schmerzes.* Nachdem Gliedmaßen amputiert worden waren, haben manche Patienten angegeben, daß sie das amputierte Glied fast so wie früher fühlten. Einige davon hatten Schmerzen in diesem *Phantom-Glied.*

Es gibt noch andere Ursachen für Schädigungen der peripheren Nerven, traumatische oder entzündliche Erkrankungen sind jedoch die häufigsten. Möglich sind aber auch Schädigungen der Wurzeln peripherer Nerven, die zu Symptomen führen, welche von den Ausfällen einzelner Nerven verschieden sind. Die aus dem Halsmark und der schützenden Umhüllung der Halswirbelsäule austretenden Nervenwurzeln bündeln sich zu einem Nervengeflecht, dem *Armplexus.* Beschädigungen dieses Armplexus sind leider nicht unmöglich. Wir wollen an einem Beispiel sehen, wie eine Plexuslähmung entstehen kann und welche Symptome auftreten.

Der 21jährige Hüttenarbeiter, Herr B., war mit seinem Auto frontal gegen einen Mähdrescher gefahren. Bekanntlich hat diese landwirtschaftliche Maschine an ihrer Vorderfront den Mähbalken, der mit mehreren langen Metallspitzen ausgerüstet ist. Eine dieser Metallspitzen drang dem Patienten oberhalb des linken Schlüsselbeins ein. Sie verursachte dort eine nur kleine aber sehr tiefe Stichwunde. Sonst war dem Patienten nicht viel geschehen. Er war nicht bewußtlos, befand sich allerdings bei starkem Blutverlust in einem Schockzustand. Schon bald nach der Wundversorgung mußte man aber feststellen, daß der Patient zwar die linke Hand ohne Störungen gebrauchen konnte, daß der linke Arm jedoch erhebliche Lähmungen aufwies. Es war dem Patienten nicht möglich, den linken Arm im Schultergelenk anzuheben und vom Körper abzuführen, im linken Ellenbogengelenk waren ebenfalls keine Bewegungen möglich. Der linke Arm hing also schlaff von der Schulter herab. Um so merkwürdiger erschien der kräftige Faustschluß der linken Hand. Bei der Prüfung der Reflexe zeigte sich, daß nur einige Eigenreflexe der Muskeln des linken Armes ausgefallen waren, die anderen waren ungestört auslösbar. Auch die Sensibilitätsprüfung zeigte einen teilweisen Ausfall der Empfindungsfähigkeit des linken Armes. Durch die Verletzung war ein Teil der Nervenwurzeln beschädigt, es hatte sich das Zustandsbild der *oberen Plexuslähmung* herausgebildet. Durch langfristige Nachuntersuchungen mußte man besonders auch nach dem Ergebnis der Elektromyographie annehmen, daß hier keine Besserung zu erwarten war.

Armplexuslähmungen kann man auch ohne äußere Verletzungen auftreten sehen. Es wird z.B. nicht selten beobachtet, daß eine solche Plexuslähmung eintritt, nachdem ein Motorradfahrer bei einem Sturz mit großer Gewalt auf eine Schulter geschleudert wurde. Auch bei Säuglingen sind Armplexuslähmungen beobachtet worden, die als Geburtsschädigung entstanden waren. **Plexuslähmungen können den Arm vollständig oder auch nur teilweise erfassen. Am häufigsten sieht man den Typ der oberen Plexuslähmung,** wie wir sie bei unseren Patienten beobachten konnten. Durch Unfall entstandene Beschädigungen des Lendenplexus, aus welchem die Beinnerven entspringen, kommen kaum vor. Dafür findet man dort aber einen Typ der Nervenwurzelerkrankung viel häufiger als im Bereich des Armplexus. Wir wollen eine Krankengeschichte kennenlernen, die uns zunächst über dieses Leiden unterrichten soll.

Die 52jährige Büroangestellte, Frl. D., hatte schon vor 14 Jahren einmal **„Hexenschuß“** gehabt, wie sie sagte. Das hatte sich aber bald gebessert. Im vorigen Jahr hatte die Patientin einige Zeit Kribbeln im linken Bein gehabt, das aber auch schnell wieder aufhörte. Jetzt bestanden seit etwa 6 Wochen Kreuzschmerzen, die in das linke Bein ausstrahlten. 8 Tage vor der Klinikaufnahme waren diese Schmerzen ziemlich plötzlich so heftig geworden, daß die Kranke nicht mehr stehen oder gehen konnte. Man fand bei der Untersuchung eine Schiefhaltung der Lendenwirbelsäule mit Verspannung der Rückenmuskulatur. Es zeigte sich weiterhin eine unterempfindliche Zone, die wie ein Streifen seitlich am linken Bein herunterzog. Der linke Achillessehnenreflex war nicht wie auf der Gegenseite auslösbar. Die sicherheitshalber nach einer Lumbalpunktion ausgeführte Untersuchung des Liquors (Nervenwasser) zeigte eine leichte Eiweißvermehrung. Nach mehrwöchiger Krankenhausbehandlung verschwanden die Beschwerden der Patientin. Eine Abschwächung des linken Achillessehnenreflexes blieb aber zurück.

Es handelte sich hier um eine *Ischias*. Manche Ärzte nennen dieses Leiden *Ischialgie*. Algos ist das griechische Wort für Schmerz. Daher heißen Nervenschmerzen ganz allgemein auch *Neuralgie*. Die Schmerzhaftigkeit eines Nerven zeigt sich manchmal schon, wenn man auf den Nerven drückt. Die Punkte, an welchem der erkrankte Ischiasnerv druckschmerzhaft ist, liegen auf der Rückseite des Oberschenkels. Mit der Schmerzempfindlichkeit des erkrankten Ischiasnerven hängt es auch zusammen, daß der Patient das kranke Bein nicht im gestreckten Zustand im Hüftgelenk beugen kann. Der Kranke sucht bei dieser Bewegung den Ischiasnerv zu entlasten, indem er das

Bein zusätzlich im Kniegelenk beugt. Die Patienten sprechen oft von Hexenschuß, weil die Schmerzen manchmal blitzartig vom Kreuz aus in das betroffene Bein einschießen. Früher haben die Ärzte angenommen, daß es sich hier um eine Entzündung des Nervus ischiadicus handele. **Heute weiß man, daß Veränderungen an den Zwischenwirbelscheiben, an den Bandscheiben eine der Hauptursachen für die Ischias sind.** Es kommt im Rahmen von Veränderungen der Wirbelsäule zu Einrissen der Bandscheibe, so daß der gallertige innere Kern der Scheibe herausquellen und eine Nervenwurzel einklemmen kann. Man spricht von einem seitlichen Bandscheibenvorfall. Wenn sich der Bandscheibenvorfall in der Mitte ereignet, was glücklicherweise viel seltener ist, kommt es zu der viel ernsteren Schädigung des Rückenmarks. Entzündungsprozesse spielen bei der Ischias auch eine Rolle, was man an dem veränderten *Nervenwasser* sehen kann.

Bei der Ischias sind entzündliche Veränderungen nur Nebenursachen, es gibt aber auch Erkrankungen der Nervenwurzeln und der peripheren Nerven, bei denen ausschließlich Entzündungen, Vergiftungen oder Stoffwechselstörungen als Ursache in Frage kommen. Da bei solchen Vorgängen meist viele Nerven beteiligt sind, nennt man diese Erkrankungen *Polyneuritis.* Wir wollen den Verlauf einer Polyneuritis an einem Erkrankungsfall kennenlernen.

> Die 64jährige Rentnerin, Frau D., hatte schon seit einem Jahr über **„Prickeln“** in beiden Füßen geklagt, schließlich waren beide Füße taub und gefühllos geworden. Ein Vierteljahr vor der Kliniksaufnahme zeigten sich die ersten Lähmungen. Die Patientin konnte bald nicht mehr gehen und kaum noch stehen. Nach mehreren Wochen traten auch Beschwerden an den Armen auf, auch diese wurden taub und kraftlos.
>
> Der neurologische Befund zeigte eine schlaffe Lähmung beider Beine. Die Eigenreflexe der Muskeln waren nicht auslösbar. Die Muskeln waren atrophisch. An beiden Beinen bestand Unterempfindlichkeit. Die Zone der Empfindungsstörung war strumpfförmig, links war sie ausgedehnter als rechts. Die Arme waren nur teilweise gelähmt, auch sie zeigten keine Tonuserhöhung, sondern eine Erniedrigung der Muskelspannung. Die Armeigenreflexe waren nicht auslösbar, deutliche Muskelatrophien konnte man an den Armen nicht feststellen. Der Heilungsverlauf erwies sich als außerordentlich langwierig, schließlich konnte die Patientin wieder mit Unterstützung gehen.

Bei einer Polyneuritis treten also Gefühlsstörungen auf, die sich strumpfförmig ausbreiten. Der Gefühlslähmung gehen oft Mißempfindungen *(Parästhesien)* wie Prickeln oder Kribbeln voraus. In leichteren Fällen bleibt es vielleicht bei Mißempfindungen und Gefühlsstörungen, bei schwereren kommen schlaffe Lähmungen hinzu, die sich auf alle vier Gliedmaßen ausdehnen können. Meist ist der Verlauf der Polyneuritis ähnlich langwierig wie in unserem Fall. Ohne zu wissen, warum das so ist, kennen wir aber seltenere Fälle von raschem Verlauf, wobei die Lähmungen von den Füßen aufwärtssteigen. Man nennt diesen Ausbreitungstyp aufsteigende Lähmung oder *Landrysche Paralyse.* **Dieser rasche Verlauf ist gefürchtet, weil es zu tödlichem Atem- und Kreislaufversagen kommen kann.**

Immer muß nach den Ursachen einer Polyneuritis gefahndet werden. Die Lumbalpunktion und anschließende Liquoruntersuchung nimmt einen wichtigen Platz in dieser Suche ein. Oft ist wie in unserem Fall eine Erhöhung des Liquoreiweiß festzustellen, wogegen die Vermehrung der Liquorzellen meist fehlt. Wichtig ist auch eine gründliche internistische Untersuchung des Patienten, denn wie schon erwähnt sind Stoffwechselstörungen häufig Ursachen der Polyneuritis. Bei unserer Patientin fand sich zwar nichts weiter als ein völliges Fehlen des Magensaftes. Oft wird jedoch bei solchen Patienten z. B. ein Diabetes mellitus entdeckt. Es gibt auch Polyneuritisfälle bei Mangel von B-Vitaminen. Schließlich ist auch an Vergiftungen bei der Suche nach Ursachen zu denken. Möglich sind Vergiftungen durch Blei oder Quecksilber oder auch durch andere in der Industrie gebrauchte Stoffe. Dank der strengen Gesetzgebung über den Umgang mit solchen Stoffen am Arbeitsplatz sind derartige Vergiftungen heute aber selten. **Häufig dagegen sind Vergiftungen, die der Patient sich selbst unbeabsichtigt zufügt. Damit sind Polyneuritisfälle gemeint, die nach langem Mißbrauch von Alkohol und Schmerz-, Schlaf- oder Beruhigungstabletten entstehen.**

Die Behandlung der Erkrankungen peripherer Nerven muß sich ganz nach den Ursachen der Erkrankung richten. Wenn ein Nerv durchtrennt worden ist, so sterben die Nervenfasern unterhalb der Durchschneidungsstelle ab, weil sie von den Vorderhornzellen des Rückenmarks getrennt worden sind. In der Krankengeschichte unseres Patienten Herrn A. war erwähnt worden, daß man die Notwendigkeit einer *Nervennaht* erwogen hatte. Wie schon gesagt, darf man Nerven nicht mit elektrischen Kabeln vergleichen. Keineswegs ist die Sache so einfach, wie beim Zusammenlöten zweier elektrischer Drähte. Übrigens ist die Erregungsausbreitung in den Nerven auch von dem elektrischen Strom in einem Draht völlig verschieden. Bei der Nervennaht kann man also keinesfalls die Nervenfasern miteinander vereinen, man kann aber störendes Narbengewebe operativ beseitigen. Man kann auch das umgebende Bindegewebe der beiden Nervenenden durch eine Naht vereinigen, damit die von den Vorderhornzellen auswachsenden Nervenfasern eine Leitschiene haben, die ihnen das Vordringen erleichtert. Das Wachsen der Fasern erfolgt nur langsam und manchmal sind auch ganz respektable Längen zu überbrücken. Man muß damit rechnen, daß es zwei bis drei Jahre dauert. **Bei dieser Gelegenheit kann man sich schon einmal merken, daß Heilungsprozesse des Nervensystems oft lange Zeit in Anspruch nehmen. Man darf nicht zu früh die Hoffnung aufgeben.** Das Fehlen von B-Vitaminen führt zu Nervenstörungen. Daher werden bei Krankheiten der peripheren Nerven oft Vitaminpräparate verordnet. Wenn es sich um eine entzündliche Erkrankung handelt, gibt man entzündungshemmende Stoffe, z. B. Nebennierenrindenhormon. Die Wärmeanwendung ist besonders bei Ischias und anderen Neuralgien wichtig. Entspannte Lagerung durch eine nicht nachgebende Matratze und evtl. ein Stufenbett ist bei Ischias wichtig. Wenn das akute Stadium einer Erkrankung vorüber ist, setzt bei allen Lähmungen eine Übungsbehandlung ein. Massage kann bei manchen Fällen von Ischias in diesem Stadium helfen. Gelähmte Glieder lassen sich unter Wasser leichter bewegen, weil der Auftrieb das Gewicht des Gliedes vermindert. Man verordnet also Bewegungsbäder. Auch sonst werden Bäder zur Durchblutungsförderung empfohlen. Wichtige pflegerische Maßnahmen bei Erkrankungen peripherer Nerven werden in einem besonderen Kapitel ausführlich besprochen.

Kurzer Rückblick

Die peripheren Nerven können aus verschiedenen Ursachen erkranken. Da periphere Nerven meist sensible und motorische Fasern enthalten, treten durch ihre Erkrankung gewöhnlich sowohl Lähmungen als auch Gefühlsstörungen auf. Die Lähmung der großen Armnerven erfolgt meist durch Verletzung. Die Lähmung des N. radialis ruft das Bild der Fallhand hervor, durch eine Medianusparese entsteht eine Affenhand, und die Folge einer Ulnarislähmung ist eine Krallenhand. Bei Beschädigung des Armnervengeflechts (Armplexus) zeigen sich meist schwerere Symptome als bei der Lähmung eines einzelnen Nerven. Die Schädigung der Nervenwurzel erfolgt am häufigsten im Bereich des großen Beinnerven (N. ischiadicus) durch einen Bandscheibenvorfall. Man nennt diese Erkrankung Ischias. Nicht selten ist eine Schädigung des Fibularisnerven (Peronaeus). Dadurch ist die Hebung der Fußspitze nicht mehr möglich. Entzündungen, Vergiftungen oder Stoffwechselstörungen betreffen meist nicht nur einen Nerven. Man nennt die Entzündung vieler Nerven Polyneuritis. Gefürchtet ist die rasche Verlaufsform einer Polyneuritis, welche man als aufsteigende Lähmung oder Landrysche Paralyse bezeichnet. Die Behandlung richtet sich nach den Ursachen der Erkrankungen. Bei Durchtrennungen von Nerven kann der Heilungsprozeß unter Umständen durch einen chirurgischen Eingriff gefördert werden.

IV. Erkrankungen des Rückenmarks

Bei der Besprechung der Rückenmarkserkrankungen lernen wir neue Symptome kennen. Als Folgen der Erkrankungen peripherer Nerven hatten wir Lähmungen, Gefühlsstörungen und Atrophien der Muskeln auftreten gesehen. Die Lähmungen waren schlaffe Lähmungen, d.h. der Tonus der gelähmten Muskeln war erniedrigt. **Auch Rückenmarkserkrankungen haben Lähmungen zur Folge, aber diese sind meist von einer Tonuserhöhung begleitet. Es handelt sich also um** *spastische* **Lähmungen.** Die *Spastik* ist eine Eigenleistung der Rückenmarkszellen, die hervortritt, wenn diese von der Oberaufsicht der Pyramidenbahn losgelöst sind. **Die Störungen des Rückenmarks sind also komplizierter als die der peripheren Nerven, weil das Rückenmark auch eigene Nervenzellen mit eigenen Leistungen besitzt.** Daneben ist das Rückenmark aber auch wie die peripheren Nerven ein Leitungsorgan, welches große Faserbahnen beinhaltet. Wir werden bei der Besprechung einzelner Krankheitsbilder auf diese Doppelfunktion zurückkommen. Beschäftigen wir uns zunächst einmal mit einer traumatischen Schädigung des Rückenmarks, um vergleichen zu können, wie die Symptome von Rückenmarks- und Nervenschädigung sich verhalten.

Der 21jährige Schuhmacher, Herr E., wurde uns mit einer Lähmung des rechten Armes in die Klinik eingewiesen. Der gelähmte Arm war aber nicht schlaff wie bei unseren Patienten A. und B., vielmehr war die Spannung, der Tonus des gelähmten Armes gesteigert. Es entstand beim Bewegen ein federnder Widerstand, den wir Spastik nennen. Das war besonders beim Vergleich mit dem gesunden Arm deutlich zu merken. Außerdem waren die Eigenreflexe des gelähmten rechten Armes nicht etwa erloschen, sie waren vielmehr gesteigert. Es war nicht nur der gesamte rechte Arm unterempfindlich, auch die rechte Körperseite und das rechte Bein zeigten eine Empfindungsstörung. Der Babinskische Reflex war beiderseits positiv. Aus der Anamnese konnte man sogar noch zusätzliche Lähmungserscheinungen erfahren, welche sich aber glücklicherweise bereits nach wenigen Wochen während der Behandlung in einem auswärtigen Krankenhaus zurückgebildet hatten. Der junge Mann war im Sommer mit dem Kopf voran in einen Fluß gesprungen. Der Fluß hatte aber eine Sandbank an diese Stelle geschwemmt. Der Patient schlug mit dem Kopf auf und hatte beim Auftauchen sofort schwere Lähmungen des rechten Armes und Beines, so daß er nur mit Hilfe seiner Freunde an Land gelangen konnte. Im nächstgelegenen Krankenhaus stellte man fest, daß der 5. Halswirbel gebrochen war, außerdem bemerkte man, daß Blase und Enddarm vom Patienten nicht beherrscht werden konnten. Diese Lähmung von Blase und Enddarm hatte sich zurückgebildet, als der Patient zu uns kam. Auch die von uns beobachtete spastische Parese des rechten Armes ist später zurückgegangen. Es blieb eine Ungeschicklichkeit der rechten Hand zurück, die zwar im Vergleich mit dem Anfangsbefund nicht erheblich war, den Patienten bei seinen handwerklichen Arbeiten doch so behinderte, daß man an eine Umschulung denken mußte.

Der neurologische Befund bei Rückenmarkserkrankungen ist also von dem bei Krankheiten der peripheren Nerven unterschieden. Der wichtigste Unterschied besteht wohl darin, daß die von Rückenmarksschäden ausgehenden Lähmungen spastisch sind, daß also der Tonus der gelähmten Muskeln erhöht ist. **Anfangs allerdings, unmittelbar nach Auftreten der Schädigung können auch Rückenmarkskrankheiten eine schlaffe Lähmung bewirken.** Die meisten der durch Rückenmarkskrankheiten bedingten Lähmungen werden später aber spastisch. Das ist folgendermaßen zu erklären: Die Lähmung entsteht dadurch, daß die Pyramidenbahn unterbrochen ist, welche die Impulse für die Willkürmotorik vom Hirn zu den Vorderhornnervenzellen leitet. Die *Vorderhornnervenzellen* selbst üben aber einen Einfluß auf den Tonus der Muskeln aus. Wenn sie von der Aufsicht durch das Hirn losgelöst sind, produzieren sie meist den erhöhten Tonus, die Spastik. Weil die Vorderhornnervenzellen durch die peripheren Nerven noch mit den zu versorgenden Muskeln verbunden sind, entstehen bei Rückenmarkserkrankungen gewöhnlich keine Muskelatrophien. Ausnahmen von dieser Regel gibt es immer dann, wenn die Vorderhornnervenzellen selbst von dem Krankheitsprozeß erfaßt werden. Wir werden noch Erkrankungen kennenlernen, in denen sowohl spastische Lähmungen als auch Atrophien beobachtet werden. Es gibt auch Krankheiten, die bevorzugt die Vorderhornganglienzellen befallen, wie z. B. die *Poliomyelitis anterior*. Anterior heißt vorn und soll darauf hindeuten, daß es die Vorderhornzellen des Rückenmarks sind, welche hier erkranken. Myelitis heißt Markentzündung. Bei dieser Virusinfektionskrankheit treten also schlaffe Lähmungen auf und die gelähmten Muskeln werden später atrophisch. Glücklicherweise bleiben nicht alle der anfangs außer Funktion gesetzten Muskeln für die Dauer gelähmt. Offenbar erholen sich die meisten der durch die Poliomyelitis erfaßten Nervenzellen nach einer gewissen Zeit. Nur einige bleiben für dauernd funktionsunfähig, und nur die von ihnen versorgten Muskeln bleiben gelähmt und werden atrophisch. Die Poliomyelitis bewirkt übrigens keine Schädigung der Pyramidenbahn und so ist bei ihr der Babinskische Reflex auch negativ. Wenn ein Babinskischer Reflex dagegen wie bei unserem Patienten nachweisbar ist, so ist damit ein weiteres wichtiges Unterscheidungsmerkmal gegenüber Lähmungen vorhanden, die von peripheren Nervenschäden ausgehen. Außerdem ist der Verteilungstyp der Lähmungen und auch der Gefühlsstörungen anders als bei den Krankheiten peripherer Nerven. **Ein sehr charakteristisches Krankheitsbild bei Rückenmarkserkrankungen ist die** *Querschnittslähmung*. Bei unserem letzten Patienten war die Querschnittslähmung nur unvollständig. Wir werden jetzt eine Kranke kennenlernen, die eine vollständige Querschnittslähmung aufwies. Bei dieser Gelegenheit sehen wir auch Auswirkungen einer anderen wichtigen Ursache von Rückenmarksschäden. Die schon bei unserem Patienten E. aufgetretenen Störungen des Wasserlassens und der Stuhlentleerung werden hier noch deutlicher.

Die 55jährige Hausfrau, Frau F., war drei Jahre zuvor an einem Brustkrebs operiert worden. Nach der Operation und anschließender Bestrahlung war sie zunächst beschwerdefrei. Ein Jahr später jedoch klagte sie über Rückenschmerzen und im Verlauf weniger Wochen stellte sich eine Schwäche beider Beine ein. Schließlich funktionierte die Blase nicht mehr, und zwar konnte die Patientin das Wasser zunächst nicht loswerden, später ging es ab, ohne daß sie es beherrschen konnte. Auch die Stuhlentleerung war gestört. Man sah im neurologischen Befund, eine spastische Lähmung beider Beine *(spastische Parese)*. Die Eigenreflexe der Muskeln waren an den Beinen gesteigert. Der Babinskische Reflex war beiderseits positiv. Eine Gefühlsstörung war vom 12. Brustsegment abwärts nachzuweisen (s. Abb. 8). Der Queckenstedtsche Versuch wies auf ein Hindernis im Spinalkanal hin.

Der Liquor war gelblich verfärbt, er zeigte bei der Laboratoriumsuntersuchung eine starke Eiweißvermehrung bei einer nur geringen Vermehrung der Zellzahl. Das Röntgenbild der Wirbelsäule wies Strukturveränderungen an mehreren Wirbelkörpern auf, insbesondere war der 8. Brustwirbelkörper beteiligt. **Die Patientin hatte eine Brandwunde am linken Oberschenkel, die entstanden war, als man dort eine Wärmflasche aufgelegt hatte, außerdem war über dem Kreuzbein ein beginnendes** ***Dekubitalgeschwür*** **sichtbar.**
Es handelte sich bei unserer Patientin also um Tochterabsiedlungen (Metastasen) des Krebses in die Wirbelsäule. Diese hatten durch Druck das Rückenmark geschädigt. Eine operative Behandlung war nicht möglich. Medikamentöse (zytostatische) Behandlung sowie Röntgenbestrahlung war vorzuschlagen.

Es gibt auch andere Geschwülste, welche in den Wirbeln, innerhalb des Spinalkanals oder auch innerhalb des Rückenmarks selbst entstehen können. Immer ist die Frage zu überlegen, ob eine operative Behandlung möglich ist, oder ob auf die eben genannten Maßnahmen zurückgegriffen werden muß. Wir haben die wichtigsten Ursachen für das *Querschnittssyndrom* hiermit kennengelernt, nämlich Trauma und Tumor. Es gibt auch entzündliche Vorgänge, die ein Querschnittssyndrom hervorrufen können, man spricht dann von einer *Querschnittsmyelitis*. Durchblutungsstörungen des Rückenmarks machen wegen der komplizierten Gefäßversorgung meist andere Symptome als ein Querschnittssyndrom.
Bei unserer Patientin Frau F. haben wir Blasen- und Enddarmstörungen im Rahmen eines Querschnittssyndroms kennengelernt. Da diese von außerordentlicher Wichtigkeit sind, sollen sie ebenso wie die Schädigung durch Wärmeanwendung und die Entstehung eines Dekubitalgeschwürs in einem besonderen Kapitel besprochen werden. Hier sei nur schon gesagt, daß **bei einem frischen, gerade erst entstandenen Querschnittssyndrom die Blase zunächst völlig gelähmt** ist, daß der Patient also überhaupt nicht Wasser lassen kann. **Später stellt sich eine Blasenautomatik ein,** d.h., von Zeit zu Zeit entleert sich die Blase, der Patient kann diese Entleerung aber nicht willkürlich beeinflussen. Die Blasenautomatik wird durch ein im Lendenmark gelegenes Zentrum geregelt, welches dann in Funktion tritt, wenn die Steuerung durch die Pyramidenbahnen ausfällt. Wichtige Funktionen des Geschlechtsaktes werden ebenfalls durch dieses Zentrum geregelt. Eine Querschnittslähmung hat beim Mann meist zur Folge, daß er seine Geschlechtsrolle nicht mehr ausüben kann. Bei der Frau sind Störungen dieser Funktionen bei Querschnittslähmung zwar auch vorhanden, Empfängnis und Geburt sind jedoch möglich. Übrigens beruhen die meisten Störungen in der männlichen Geschlechtsrolle nicht auf Rückenmarkserkrankungen, vielmehr spielen seelische Probleme hier viel häufiger eine Rolle. Diese sind im Studienbuch der Psychiatrie im Kapitel über vorwiegend seelisch bedingte körperliche Störungen beschrieben. Die bei Kindern zu beobachtende Enuresis geht ebenfalls häufiger auf seelische Störungen als auf Rückenmarkskrankheiten zurück.
Mit dem Querschnittssyndrom haben wir einen wichtigen Typ von Rückenmarkskrankheit kennengelernt, es gibt jedoch noch einen anderen Typ. Diesen könnte man Längsschnittssyndrom nennen. **Durch einige Krankheiten werden die großen Leitungsbahnen des Rückenmarks betroffen, welche das Rückenmark in seiner gesamten Länge durchziehen.** Diese Erkrankungen bewirken ganz charakteristische Störungen, welche wir zunächst bei der *Tabes dorsalis* kennenlernen wollen. Tabes heißt Schwund und dorsalis soll andeuten, daß es die Hinterstränge des Rückenmarks

sind, welche von dieser Erkrankung betroffen werden. Die Tabes dorsalis ist die Folgekrankheit der Lues, sie tritt mehrere Jahre bis zu zwei Jahrzehnten nach der Infektion mit dem Erreger auf. Es ist mit der Verursachung also ähnlich wie bei der progressiven Paralyse (s. Studienbuch der Psychiatrie). Tatsächlich kommen beide Krankheiten auch miteinander kombiniert vor, so daß man von *Taboparalyse* spricht. Wir wollen eine Krankengeschichte kennenlernen.

Der 45jährige Kaufmann, Herr G., klagte darüber, daß er nicht mehr sicher gehen und stehen könne, alle paar Tage habe er unter plötzlich auftretenden Schmerzen in beiden Beinen zu leiden. Die Schmerzen seien so beschaffen „als ob mir da jemand mit einer Nadel durchsticht". Bei der Untersuchung stellte sich dann auch eine erhebliche Gangunsicherheit heraus (Ataxie). Die Beine bewegte der Patient schleudernd und ausfahrend. Der Fuß landete stampfend auf einem Platz, den der Patient offensichtlich nicht genau bestimmen konnte. Nach dem Schließen der Augen wurde die Ataxie noch stärker, das paßte zu der Angabe des Kranken, daß er in der Dunkelheit am schlechtesten gehen könne. Der *Achillessehnenreflex* und der *Patellarsehnenreflex* waren geschwunden. Der Tonus der Beine war erniedrigt. Der Patient war überempfindlich gegenüber Kältereizen, schon die Berührung mit dem Metallgriff des Reflexhammers auf dem Rücken war ihm sehr unangenehm. Lähmungen konnte man nicht beobachten. Es waren auch keine Ausfälle der Berührungsempfindlichkeit zu bemerken, das *Empfinden für die Stellung und die Lage der Gliedmaßen* war jedoch fast aufgehoben. Im Liquor fand man Eiweißveränderungen und auch eine Zunahme der Zellzahl. Die *Wassermannsche Reaktion* im Blut und im Liquor war positiv. Bei näherem Befragen stellte sich heraus, daß der Patient während des Krieges als Soldat an Syphilis erkrankt war. Er war mit dem damals üblichen Mittel Salvarsan behandelt worden.

Die Hauptsymptome der Tabes dorsalis sind Ataxie, Reflexverlust besonders an den Beinen und Verminderung des Muskeltonus. **Die Behandlung der Tabes dorsalis besteht in mehreren Medikamentenkuren, wobei Penicillin heute das wichtigste der Medikamente ist. Die Tabes dorsalis führt ohne diese Behandlung zu schwerstem Siechtum.** Die Bewegungsunsicherheit (Ataxie) nimmt ohne Behandlung zu, es kommt zu schweren Gelenkveränderungen und auch zum Auftreten von Geschwüren. Die Patienten werden durch blitzartig auftretende Schmerzen gequält, die man *lanzinierende Schmerzen* nennt, wenn sie in den Gliedmaßen verspürt werden. Manche Kranken haben diese Schmerzen jedoch auch im Leib — man nennt das *gastrische Krisen* – der Schmerz ist so heftig, daß man ihn mit dem Schmerz eines perforierenden Magengeschwürs verwechseln kann. Durch die moderne Behandlung kann die Tabes dorsalis zum Stillstand gebracht werden. Jedoch ist das, was einmal von der Krankheit zerstört wurde, genau wie bei der progressiven Paralyse, nicht wieder herzustellen. Glücklicherweise ist jedoch ebenso wie bei der Poliomyelitis der anfangs zu beobachtende Schaden nicht dem endgültigen Schaden gleichzusetzen. **Ganz allgemein geben im Nervensystem Zellen und Leitungsbahnen zunächst ihre Funktion auf, bevor sie völlig und dann für immer absterben.** Es ist also sehr wichtig, die Tabes dorsalis frühzeitig zu erkennen und rechtzeitig der allein richtigen medikamentösen Behandlung zu unterziehen.

Das gleiche gilt auch für die Behandlung der nächsten hier zu besprechenden Krankheit. Auch sie schreitet ohne Behandlung unaufhaltbar fort, mit Behand-

lung kommt sie zur Ausheilung. Allerdings ist das zu verordnende Medikament ganz anders beschaffen. Diese Krankheit heißt *funikuläre Myelose.* Auch sie greift die großen Nervenfaserstränge des Rückenmarks (Myelon) an. Sie beschränkt sich aber nicht wie die Tabes dorsalis auf die Hinterstränge, vielmehr zieht sie auch die Pyramidenbahnen in Mitleidenschaft. Sehen wir zunächst wieder an einem Fall, welche Klagen eine Patientin vorbringt, und welche Befunde man beobachten kann.

Die 65jährige Hausfrau, Frau H., war schon 15 Jahre zuvor wegen Blutarmut mit Blutübertragungen behandelt worden. „Schon damals hatte ich Kribbeln in den Händen", sagte Frau H., „und es wurde festgestellt, daß ich zu wenig Magensäure hatte. Hinterher bekam ich Spritzen aber nur zwei Monate lang." Die Patientin fühlte sich wohl und hatte sich um weitere ärztliche Behandlung nicht mehr bemüht. Die einfache, sehr arbeitsame Frau hielt sich für völlig wiederhergestellt. Sie hatte ihre Tätigkeit wieder aufgenommen. Es ging ihr insgesamt auch recht gut, auf leichtere Beschwerden hatte die Patientin nicht geachtet. Ein Jahr vor der Klinikaufnahme trat das Kribbeln jedoch wieder auf. Es zeigte sich jetzt vorwiegend in den Beinen und nahm rasch zu. Außerdem wurde die Kranke beim Gehen sehr unsicher. Sie stürzte dann auch und zog sich einen Knöchelbruch zu. Es wurde ein Gipsverband notwendig und die Kranke mußte einige Wochen liegen. Als sie dann aufstehen sollte, weil der Bruch inzwischen befriedigend verheilt war, stellte sich heraus, daß sie das nicht mehr konnte. Die Beine versagten. Im Befund zeigten sich Dekubitalgeschwüre an beiden Fersen. Beide Beine wiesen eine Parese (Teillähmungen) auf. Der Tonus der gelähmten Muskeln war erhöht, und der Babinskische Reflex war beiderseits positiv. Atrophien der Muskeln waren nicht vorhanden. Der Achillessehnenreflex und der Patellarsehnenreflex waren beiderseits nicht auslösbar. Man fand an beiden Beinen eine Störung des Stellung- und Lagesinnes, auch die Oberflächenberührung wurde nicht ungestört wahrgenommen. Schmerz und Temperatursinn waren erhalten. Der Liquor zeigte keine nennenswerten Veränderungen. Dafür ergaben andere Laboratoriumsuntersuchungen jedoch auffällige Ergebnisse. Im Magensaft konnte keine Salzsäure nachgewiesen werden. Die Zahl der roten Blutkörperchen war vermindert, obwohl genügend Blutfarbstoff vorhanden war.

Die funikuläre Myelose ist eine Vitamin-Mangelkrankheit. Sie hat die gleiche Ursache wie die perniziöse Anämie. Perniziös heißt tödlich. Dieser Name stimmt heute nicht mehr, denn die Behandlung mit Vitamin B_{12} heilt diese früher immer tödliche Form von Blutarmut mit Sicherheit aus. Wichtig ist aber zu wissen, daß eine zu geringe Menge dieses Medikamentes oder eine nur vorübergehende Zuführung zwar die Anämie für eine Zeit beseitigen kann, die funikuläre Myelose schreitet wie bei unserer Patientin aber fort, wenn nur eine unzureichende Behandlung stattgefunden hat. Unsere Kranke bekam also sofort Vitamin B_{12}. Das Blutbild normalisierte sich bald. Es zeigten sich auch einige Anfangserfolge bei den Lähmungen, trotzdem mußte man wegen des langen Bestehens der Rückenmarkserkrankung mit dem Zurückbleiben einiger Ausfälle rechnen. Die neurologischen Symptome der funikulären Myelose können sehr wechselhaft sein. Es müssen nicht Lähmungen der Beine sein, wie bei unserer Kranken, auch die Arme können beteiligt werden. Die Lähmungen sind anfangs schlaff, später meist spastisch. Bei unserer Kranken wies der Babinskische Reflex deutlich auf eine Beteiligung der Pyramidenbahn hin. Immer wenn man Lähmungen, Gefühlsstörungen und eine Anämie auftreten sieht, muß man an eine funikuläre Myelose denken.

Funikuläre Myelose und Tabes dorsalis gehören nicht zu den häufigen Nervenkrankheiten, aber wegen der Möglichkeit, diese beiden Krankheiten mit einer jeweils besonderen Behandlung ausheilen zu können, müssen sie unbedingt beachtet werden.

Eine weitere Erkrankung welche die langen Nervenfaserbahnen des Rückenmarks befällt ist die *Syringomyelie*. Syrinx heißt Röhre oder auch Flöte, und Myelon hatten wir als Bezeichnung des Rückenmarks schon kennengelernt. Diese Bezeichnung soll

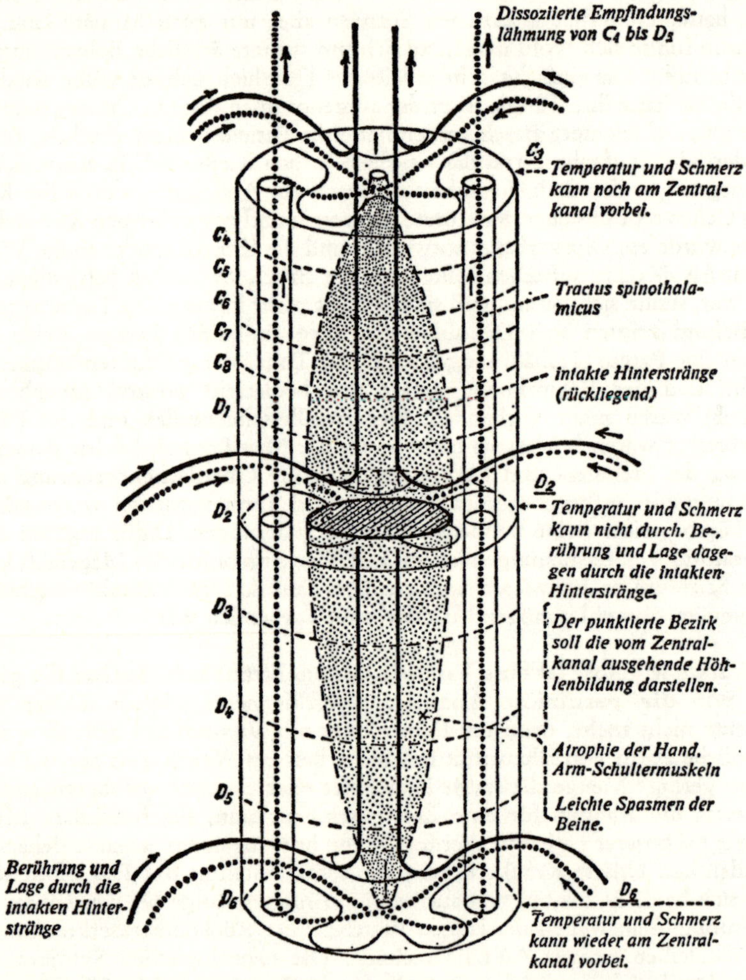

Abb. 9: Skizze zur Entstehung der neurologischen Störungen bei Syringomyelie (nach *Ewald*). Man sieht wie durch die Ausweitung der zentralen Höhlenbildung dissoziierte Sensibilitätsstörung, Atrophien und Lähmungen an Händen und Armen und Spastik an den Beinen entstehen kann.

andeuten, daß hier ein Umwandlungsprozeß des Rückenmarks, nämlich eine Höhlenbildung stattfindet. Diese ist als Ursache der neurologischen Symptome anzusehen. Die Höhlenbildung geht vom Zentralkanal des Rückenmarks aus. Die dort befindlichen Zellen wuchern bei solchen Kranken und erweitern den Zentralkanal zu einer mehr oder minder großen Höhle. Dabei zerstören sie die um den Zentralkanal gelagerten Bahnen und schließlich auch die Vorderhornzellen. Zuerst werden, wie aus der beigefügten Zeichnung hervorgeht, die Bahnen für Schmerz- und Temperatursinn ergriffen, wodurch es zum Ausfall der Empfindungsfähigkeit für Schmerzen und Temperaturveränderungen kommt. Man nennt das eine *dissoziierte (getrennte) Sensibilitätsstörung* (s. Abb. 9). Ein solcher Patient braucht zunächst keine weiteren Sensibilitätsstörungen zu haben. Seine Berührungsempfindung kann normal sein. Lähmungen zeigen sich gewöhnlich erst später. **Der Patient weiß oft gar nicht, daß er kein Empfinden für Temperaturunterschiede und Schmerzen hat, oder er hält das nicht für eine Krankheit.** Das ist für die Krankenpflege sehr wichtig, wie wir in einem späteren Kapitel noch ausführen werden. Zunächst wollen wir an einer Krankengeschichte sehen, welche Beschwerden und Befunde ein solcher Patient aufweist.

Der 66jährige Metallarbeiter, Herr J., war zur Begutachtung in die Klinik gekommen, da er im linken Arm keine Kraft mehr hatte und daher in seiner Arbeitsfähigkeit beeinträchtigt war. Er gab an: „Seit 10 Jahren mag das wohl sein, daß ich mich am linken Arm verbrannt habe und merke das nicht. Dann kriegte ich auch noch Reißen in der Schulter. Vor zwei Jahren ist mir das glühende Ende von einem Draht auf den linken Zeigefinger gefallen. Ich hatte das erst gar nicht gemerkt. Das war bis auf das Gelenk durchgebrannt. Der Doktor sagte, das hätte ich doch merken müssen, und hat mich zum Nervenarzt geschickt. Die Wunde ist auch schlecht verheilt. Seit kurzer Zeit habe ich nun keine Kraft mehr im linken Arm. Ich bin eigentlich Linkshänder. Das ist eine Umstellung, weil ich mit links ja nichts mehr machen kann. Neulich habe ich mir auch den Nagel vom linken Zeigefinger abgestoßen, das hatte ich auch nicht gemerkt."
Bei der Untersuchung fand man die Angaben des Kranken bestätigt. Der linke Arm war schlaff gelähmt. Auffällig war, daß die Muskeln der linken Schulter und auch die kleinen Handmuskeln starke Atrophien aufwiesen. Am linken Unterarm sah man mehrere Brandnarben. Die Eigenreflexe der Muskeln des linken Armes waren nicht auszulösen, rechts dagegen waren diese Reflexe normal ausgeprägt. An den Beinen fand man keine Lähmungen, der Tonus war aber erhöht und die Eigenreflexe waren deutlich gesteigert. Die Reflexsteigerung war links noch deutlicher als rechts. Der Babinskische Reflex ließ sich allerdings nicht sicher nachweisen. Die Sensibilität war in der Art einer dissoziierten Empfindungsstörung verändert. Die Berührungsempfindung im Bereich des linken Armes war nicht sicher gestört, dagegen wurden Schmerz und Temperaturreize überhaupt nicht wahrgenommen.

Es handelt sich hier um einen Krankheitsfall, bei dem die Störungen vorwiegend auf den linken Arm beschränkt sind. Das kommt daher, daß die Höhlenbildung des Rükkenmarks diejenigen Vorderhornzellen ergriffen hat, die für die Versorgung des linken Armes zuständig sind. So entstanden Lähmung und Muskelatrophie im Bereich dieses Armes. Auch die ausschließlich linksseitige, dissoziierte Empfindungsstörung erklärt sich auf diese Weise. Wie die Abb. 9 in Erinnerung zurückruft, kreuzen die

Bahnen für Schmerz und Temperaturempfindung in jedem Rückenmarkssegment von der einen auf die andere Seite. Da diese Kreuzung in unmittelbarer Nähe des Zentralkanals liegt der sich zu einer Höhle ausweitet, ist der Ausfall von Schmerz und Temperaturempfindung meist das erste Symptom einer Syringomyelie. Wenn die Höhle sich weiter ausbreitet, erreicht sie auch die Pyramidenbahnen und die Vorderhornzellen. Dann können spastische Paresen der Beine entstehen, obwohl die Lähmungen an den Armen schlaff sind. Bei unserem Patienten waren glücklicherweise noch keine Lähmungen der Beine entstanden, die Tonussteigerung und die Reflexsteigerung an den Beinen wies jedoch schon deutlich auf eine beginnende Pyramidenbahnschädigung hin.

Die Höhlenbildung bei der Syringomyelie tritt meist im Halsmark, seltener auch im Lendenmark auf. Man muß annehmen, daß die Wucherung der Zellen, die den Zentralkanal des Rückenmarks auskleiden, aus einer Veranlagung des Kranken heraus entsteht. Für diese Anschauung spricht, daß man bei einem Patienten mit Syringomyelie häufig auch andere Fehlbildungen findet wie z.B. einen unvollkommenen Bogenschluß eines oder mehrerer Wirbelbögen. Meist schreitet die Krankheit ähnlich langsam fort wie bei unserem Patienten. Man kann durch Röntgentiefenbestrahlung versuchen, dieses Fortschreiten aufzuhalten.

Kurzer Rückblick

Das Rückenmark enthält Nervenfaserbahnen, die vom Hirn kommen und zum Hirn führen, es besitzt aber auch Nervenzellen, die eigene Aktivität entfalten. Daher sind die Symptome der Rückenmarkskrankheiten anders als die Zeichen einer Schädigung der peripheren Nerven, welche allein Leitungsorgane sind. Wird die Pyramidenbahn geschädigt, so entsteht eine Lähmung, weil die Impulse von der Hirnrinde nicht mehr zu den Muskeln gelangen können. Diese Lähmung ist aber gewöhnlich mit einer Tonussteigerung der gelähmten Muskeln (Spastik) verbunden. Muskelatrophien kommen nur dann vor, wenn die Vorderhornnervenzellen durch die Erkrankung beschädigt sind. Verletzungen des Rückenmarks und Geschwülste rufen häufig ein Querschnittssyndrom hervor. In einem solchen Falle sind die Leitungsbahnen unterhalb des Querschnitts mehr oder minder vollständig durchtrennt. Es treten also Lähmungen unterhalb dieses Querschnitts auf, und die Sensibilität ist in den Segmenten unterhalb des Querschnitts gestört. Es gibt aber auch Krankheiten, welche die Längsbahnen des Rückenmarks erfassen. Hier sind zunächst Tabes dorsalis und funikuläre Myelose zu nennen. Die Tabes ist eine Folgekrankheit der Lues, sie ergreift die Hinterstränge des Rückenmarks. Ihre wichtigsten Symptome sind: Ataxie, verminderter Muskeltonus und Verlust der Eigenreflexe. Die Tabes dorsalis wird mit Penicillin behandelt. Die funikuläre Myelose ist eine Begleiterscheinung der perniziösen Anämie, sie geht also auf einen Mangel an Vitamin B_{12} zurück. Die Behandlung der funikulären Myelose besteht daher wie bei der perniziösen Anämie in der Zufuhr dieses Vitamins. Die funikuläre Myelose beschränkt sich nicht auf die Hinterstränge und sensible Bahnen, es sind auch die Pyramidenbahnen mitbeteiligt. Man sieht daher neben Gefühlsstörungen und Ataxie auch Lähmungen. Noch komplizierter sind die neurologischen Symptome bei der Syringomyelie. Aus uns unbekannten Gründen wuchern bei dieser Krankheit die den Zentralkanal des Rückenmarks aus-

kleidenden Zellen zu einer Höhle. Es werden dadurch zunächst die in der Nähe des Zentralkanals kreuzenden Fasern zerstört, welche Schmerz und Temperaturempfindungen vermitteln. Später können auch die Vorderhornzellen und die Pyramidenbahnen beschädigt werden. Es entstehen daher bei der Syringomyelie oft an den Händen Muskelatrophien und schlaffe Lähmungen, an den Beinen aber Tonussteigerungen und spastische Lähmungen. Man versucht die Krankheit durch Röntgenbestrahlung des Rückenmarks aufzuhalten.

V. Die amyotrophe Lateralsklerose

Mit dieser Erkrankung besprechen wir ein Leiden, das sich nicht mehr auf das Rückenmark beschränkt, vielmehr wird die Pyramidenbahn in ihrem ganzen Verlauf angegriffen. Das heißt, auch die in der Hirnrinde gelegenen Ursprungszellen der Pyramidenbahn gehen im Verlauf dieser Erkrankung zugrunde. Beteiligt sind aber auch die Vorderhornnervenzellen des Rückenmarks. Der Name der Krankheit ist ein griechisch-lateinisches Wortungetüm. Schlecht ist die Bezeichnung der Krankheit jedoch nicht, weil immerhin doch zwei wichtige Gegebenheiten damit beschrieben werden. Es soll durch den Namen der Krankheit auf die Muskelatrophien hingewiesen werden, denn Myon heißt Muskel. Der Ausdruck Atrophie ist uns ja bereits bekannt. Manche Ärzte verwenden auch die Bezeichnung *myatrophe Lateralsklerose*, Lateralsklerose soll besagen, daß die seitlichen Anteile des Rückenmarks dabei verändert, nämlich verhärtet werden (skleros heißt hart). Unter diesen seitlichen Anteilen sind die Pyramidenbahnen und die Vorderhornnervenzellen zu verstehen. Es ist eine Erkrankung, deren Ursachen noch unbekannt sind. Sie ist nicht selten. Sehen wir zunächst wieder an einem Krankheitsverlauf, welche Beschwerden und Befunde man feststellen kann.

> Der 56jährige Friseur, Herr K., berichtete, daß ihm vor sechs Jahren erstmals nach langen Spaziergängen aufgefallen sei, daß er den rechten Fuß nachzog. Sonstige Beschwerden oder Schmerzen habe er nicht gehabt. „Die Kräfte ließen jedes Jahr mehr nach", sagte der Patient. „Im letzten Jahr ist mir aufgefallen, daß die rechte Hand nicht mehr die Kraft hatte wie früher. Ich habe auch gemerkt, daß die Muskeln an der rechten Brustseite nicht mehr so entwickelt sind. Der Hausarzt hat das auch festgestellt und nachgemessen. Da war der rechte Oberschenkel 5 oder 6 cm dünner als der linke."
> Im Befund zeigten sich die kleinen Handmuskeln atrophisch, und zwar rechts deutlicher als links. Der Tonus des rechten Arms und des rechten Beins war erhöht. Die Kraft des rechten Arms und des rechten Beins war herabgesetzt. Die Schultermuskulatur war atrophisch, wie der Patient selbst festgestellt hatte. Allerdings war die Atrophie nicht nur rechts, sondern auch links vorhanden, das gleiche galt für die Muskeln der Oberschenkel. Die Eigenreflexe waren sehr lebhaft, auch hier war die Steigerung rechts stärker als links. Der Babinskische Reflex war rechts deutlicher auslösbar, links war er nicht sicher auszulösen. Im Liquor und bei den sonstigen Spezialuntersuchungen fand man keine Besonderheiten.

Muskelatrophien entstehen, weil die Muskeln von den Vorderhornnervenzellen des Rückenmarks nicht mehr versorgt werden können. Die Tonussteigerung (Spastik) geht ebenso wie die Reflexsteigerung und der Babinskische Reflex auf die Pyramidenbahnschädigung zurück. Zu den Lähmungen tragen sowohl der Untergang der Vorderhornzellen als auch die Pyramidenbahnschädigung bei. Es ist nicht selten, daß die Lähmungen und Atrophien wie bei unserem Patienten zunächst auf einer Seite beginnen. Der Krankheitsverlauf erstreckt sich über mehrere Jahre. Man kann die Beschwerden der Patienten lindern, es gibt aber noch kein Mittel den Erkrankungsprozeß aufzuhalten. Solche Patienten sind bei einer Lungenentzündung oder auch bei anderen Infektionskrankheiten sehr gefährdet, sie können sie nicht so gut überwinden wie

andere Menschen. Besonders ungünstig ist es, wenn Lähmungen und Atrophien sich an der Schlundmuskulatur und an der Zunge einstellen. Wir werden darauf noch eingehen.
Die Ursachen dieser Krankheit sind vorerst noch unbekannt. Man überlegt, ob es sich wohl um eine in der Anlage der Patienten begründete Erkrankung handelt, oder ob sie Folge einer Infektion des Nervensystems ist. Gegen die Annahme einer anlagebedingten Krankheit spricht, daß in den Familien der Kranken nur selten gleichartige Erkrankungen zu finden sind. Für die Auffassung, daß es sich um Folgen einer Infektionskrankheit des Nervensystems handelt, fehlt aber bislang auch die Bestätigung. Daß die amyotrophe Lateralsklerose erst in mittlerem oder höherem Lebensalter auftritt, spricht übrigens nicht gegen eine anlagebedingte Krankheit. **Bei vielen Krankheiten, die mit Sicherheit als anlagebedingt angesehen werden können, kennen wir die Tatsache, daß die Krankheitszeichen erst im zweiten oder dritten Lebensjahrzehnt auftreten. Wir nennen das Lebensalter, in welchem eine Krankheit auftritt, das** *Manifestationsalter* **dieser Erkrankung.** Das Manifestationsalter der amyotrophen Lateralsklerose ist allerdings wesentlich höher als das der anderen Erkrankungen, die man als *degenerative Krankheiten* bezeichnet.

VI. Die Bulbärparalyse

Es gibt einige Gründe dafür, daß die amyotrophe Lateralsklerose und die Bulbärparalyse gleiche Krankheiten sind. Unterschieden sind sie durch ihr Ausbreitungsgebiet. Die amyotrophe Lateralsklerose bewirkt Ausfallserscheinungen an den Gliedern, **die Bulbärparalyse äußert sich in Lähmungen und Atrophien der Zunge, der Schluck- und Kaumuskulatur.** Nicht selten sieht man aber Kranke, bei denen alle Symptome miteinander auftreten. **Daß die Bulbärparalyse hier gesondert abgehandelt wird, hat seinen Grund in der großen pflegerischen Bedeutung von Schluckstörungen.** Paralyse heißt Lähmung, und mit Bulbus ist die zwiebelförmige Auftreibung gemeint, die das verlängerte Rückenmark darstellt. Wie sich eine Lähmung oder auch nur eine Teillähmung der genannten Muskelgruppen in den Beschwerden des Kranken äußert, lernen wir am besten aus einer Falldarstellung.

> Schon vor mehr als einem Jahr hatten bei dem 64jährigen Fabrikarbeiter, Herrn L., Sprachstörungen eingesetzt. Den genauen Beginn konnte man gar nicht festlegen. Als der Patient aber ein neues Gebiß bekommen hatte, wurden diese Sprachstörungen darauf zurückgeführt. Der Zahnarzt lehnte diesen Zusammenhang aber ab und überwies den Patienten zu seinem Hausarzt. Dieser schickte ihn zu einem Hals-Nasen-Ohren-Arzt, und von dort kam der Kranke schließlich in die Nervenklinik. Die Ehefrau des Patienten berichtete: „Wenn er etwas trinkt, verschluckt er sich leicht. Er muß sehr langsam trinken. Beim Essen muß er alles sehr klein schneiden, sonst kriegt er es nicht herunter. Er braucht sehr lange zum Essen. Sonst kann er sich noch gut helfen. Bis vor einem Jahr hat er noch gearbeitet, Holz gespalten, radgefahren. Das Gedächtnis hat nicht nachgelassen."
> Die Angaben des Patienten selbst konnte man kaum verstehen. Er sprach undeutlich, nuschelig, verwaschen. Die Silben der Wörter waren gar nicht richtig voneinander zu unterscheiden. Die Zunge war atrophisch und konnte nicht vorgestreckt werden. Die Kaumuskulatur war kraftlos. Das Schlucken bereitete dem Patienten Schwierigkeiten. Über Schmerzen oder sonstige Beschwerden klagte der Kranke nicht. Auffällig waren jedoch Atrophien der Schultermuskeln. Diese bestanden angeblich schon seit zehn Jahren und wurden vom Patienten auf einen damals erlittenen Unfall zurückgeführt. Die elektromyographische Untersuchung ließ aber vermuten, daß es sich um echte Muskelatrophien handelte, welche auf eine Vorderhornnervenzellschädigung zurückging. Wahrscheinlich hatten sie also mit dem Unfall gar nichts zu tun. Viel eher war anzunehmen, daß der gleiche Krankheitsprozeß vorlag, der auch an der Zunge und der Kaumuskulatur ablief.

Die Lähmung der Zunge bewirkt eine erhebliche Störung der Sprache. Nicht ohne Grund werden Zunge und Sprache zuweilen als gleichbedeutende Wörter gebraucht. Die Sprache ist bei einer völligen oder teilweisen Lähmung der Zunge so charakteristisch gestört, daß die Ärzte den Begriff der *bulbären Sprachstörung* dafür geprägt haben. Gemeint ist damit, daß es sich hier um eine Sprachstörung handelt, deren Ursprung im Bulbus des Rückenmarks, also im verlängerten Rückenmark zu suchen ist. Man nennt eine solche Sprachstörung auch oft eine *Dysarthrie* (Arthros gr. = Gelenk, dys gr. = schlecht). Das soll in diesem Zusammenhang bedeuten, daß die Wörter schlecht gegliedert sind. Der Kranke spricht so nuschelig, daß man die Silben der Wörter nur schwer als Glieder des Wortes auseinanderhalten kann. Nun ist aber keineswegs die Bulbärparalyse der einzige oder häufigste Grund für eine solche Sprachstörung. Es gibt andere Krankheiten, die wir noch besprechen werden, als Ursache der Dysarthrie. Am bekanntesten ist wohl die Dysarthrie, die entsteht, wenn jemand mehr Alkohol zu sich genommen hat als er vertragen konnte. Auch die lallende Sprache eines Betrunkenen ist eine Dysarthrie. Sie geht darauf zurück, daß der Alkohol das Zusammenspiel der am Sprechen beteiligten Muskeln zeitweilig stört. Eine vorübergehende Dysarthrie beobachtet man heute, wo sehr viel Mißbrauch mit Schmerz-, Beruhigungs- und Schlafmitteln getrieben wird, auch dann, wenn ein Patient ein zu großes Quantum dieser Mittel genommen oder bekommen hat. Bei den Störungen des Kauens und des Schluckens ist es ähnlich, es gibt andere Krankheiten, die als Ursachen in Frage kommen. Wir werden in den nächsten Kapiteln noch davon hören. Wenn man aber Atrophien an der Zunge oder an der Kaumuskulatur sieht, dann ist eine Bulbärparalyse schon wahrscheinlicher geworden. In zweifelhaften Fällen kann das Elektromyogramm weiterhelfen. Leider muß die Behandlung der Bulbärparalyse sich auf helfende, unterstützende Maßnahmen beschränken. Eine ursächlich wirkende Behandlung ist noch nicht möglich. Man weiß, daß bei dieser Krankheit die Nervenzellen zugrunde gehen, welche Zunge, Schlund und Kaumuskulatur versorgen. Man weiß nicht, warum das so ist. Die sehr wichtige Pflege solcher Kranker wird später noch besprochen.

VII. Die Polysklerose

Auch diese Krankheit ist wie die beiden vorher besprochenen nicht auf das Rükkenmark beschränkt, sie bewirkt Veränderungen im verlängerten Rückenmark im Kleinhirn und im Großhirn. Ihr Name soll besagen, daß sie vielerlei Veränderungen im Zentralnervensystem verursacht (poly gr. = viel; skleros gr. = hart). Der Begriff Sklerose soll auf die Verhärtungen hinweisen, die man im Zentralnervensystem finden kann, wenn die Krankheit abgelaufen ist. Ein anderer Name besagt das gleiche, allerdings ist dieser Name bekannter und mit viel falschen Vorurteilen belastet. Er lautet *multiple Sklerose*. Die falsche Vorurteile bestehen darin, daß viele Laien glauben, diese Krankheit führe unaufhaltsam zu schwerstem Siechtum. Das ist aber glücklicherweise durchaus nicht für alle Erkrankungsfälle zutreffend. Vielmehr läuft die Krankheit in Schüben ab. Damit ist gemeint, daß die Symptome meist recht plötzlich auftreten, eine Zeit bestehen und dann zu einem großen Teil wieder verschwinden. Leider bleiben nach mehreren Schüben häufiger Lähmungen, Gefühlsstörungen oder auch andere Krankheitszeichen zurück, die wir noch kennenlernen werden. Es besteht kein Grund zu einer ganz pessimistischen Einschätzung des Einzelschicksals eines solchen Kranken, allerdings besteht auch ebensowenig Grund dafür, diese Krankheit als unbedeutend oder harmlos anzusehen. **Es handelt sich bei der Polysklerose um eine der häufigsten Nervenkrankheiten.** Sie ist viel häufiger als etwa die funikuläre Myelose oder die Tabes dorsalis. Leider haben wir gegen die Polysklerose nicht so wirksame Heilmittel wie gegen die beiden ebengenannten Krankheiten. Die Behandlung kann nur unterstützend und helfend wirken. Das Fehlen eines ursächlich wirkenden Heilmittels liegt nicht zuletzt daran, daß uns die Ursachen dieser Krankheit noch unbekannt sind. Viele Ärzte meinen, daß es sich hier um eine entzündliche Erkrankung des Zentralnervensystems handelt, die vielleicht durch ein Virus hervorgerufen wird. Aber bis heute konnte ein Erreger nicht mit der erforderlichen Sicherheit nachgewiesen werden. Auf die Annahme einer entzündlichen Entstehung der Krankheit geht ein weiterer Name zurück, den manche Ärzte gebrauchen. Er lautet *Encephalomyelitis disseminata*. Disseminiert heißt verstreut, und die uns schon bekannten griechischen Wörter Encephalon und Myelon bedeuten Hirn und Rückenmark. Eine andere Vorstellung über die Entstehung der Polysklerose meint, daß es sich um eine allergische Erkrankung handelt. Wir wollen an einem Krankheitsverlauf die Symptome dieser Krankheit kennenlernen.

Der 20jährige Maschinenbauer, Herr M., war vor fast zwei Jahren erstmals erkrankt. Damals hatte sich Kribbeln im rechten Arm gezeigt. Später war der rechte Arm für etwa vier Wochen ganz gefühllos gewesen. Danach verschwand die Gefühlsstörung und alles war wieder wie zuvor. Ein halbes Jahr später trat Kribbeln und Gefühllosigkeit in der rechten Gesichtshälfte auf. Auch dieses Symptom verschwand nach einigen Wochen völlig. Vier Wochen vor der Klinikaufnahme waren an beiden Beinen Gefühlsstörungen aufgetreten. Einige Tage später klagte der Patient über Doppeltsehen. Das verging jedoch bald wieder. Es kamen aber Beschwerden beim Wasserlassen hinzu. Wenn der Patient nicht ganz schnell bei auftretendem Harndrang auf die Toilette ging, konnte er das Wasser nicht halten.

An den Augen konnte man bei der Aufnahmeuntersuchung keine Abweichungen mehr feststellen. Die Bauchhautreflexe waren auf der linken Seite nicht auszulösen. Die Kraft beider Beine war deutlich herabgesetzt. Der Babinskische Reflex war links positiv. Das Tastempfinden der rechten Hand war aufgehoben. Bei schnellen aufeinanderfolgenden Bewegungen erwiesen sich beide Hände als ungeschickt. Bei Zielversuchen sah man eine deutliche Unsicherheit der rechten Hand. Im Liquor waren die Zellen vermehrt und der Eiweißgehalt erhöht.

Die Störungen unseres Patienten bildeten sich unter der Behandlung mit Bettruhe, entzündungshemmenden Medikamenten und später unter heilgymnastischer Übungsbehandlung völlig zurück. Da schwere körperliche Anstrengungen erfahrungsgemäß einen ungünstigen Einfluß auf den Verlauf der Polysklerose ausüben, wurde dem Patienten die Umschulung auf eine körperlich weniger belastende Tätigkeit angeraten.

Wie bei unserem Patienten treten die ersten Erscheinungen der Krankheit gewöhnlich in jüngerem Lebensalter auf. Die Polysklerose verläuft in Schüben. Die Symptome der Krankheit kommen und verschwinden auch wieder. Leider bleiben oft nach mehreren Schüben mehr oder minder schwere Symptome zurück. **An dem schubweisen Verlauf kann man die Krankheit erkennen. Auf bestimmte Symptome kann man sich bei der Polysklerose nämlich kaum verlassen. Es ist gerade typisch für sie, daß man fast alle Symptome der Nervenkrankheiten im Verlauf einer Polysklerose finden kann. Das Bunte und Regellose im Erscheinungsbild läßt den Verdacht auf eine Polysklerose aufkommen.** Wenn man die Symptome und Beschwerden eines Patienten nicht auf einen bestimmten Ort oder auf eine bestimmte Bahn des Nervensystems beziehen kann, ist an eine Polysklerose zu denken. Denn wie ihr Name ja sagen soll, sind die Erkrankungsherde über das Zentralnervensystem verstreut und daher sind auch die Symptome vielfältig. Einige Krankheitszeichen findet man allerdings besonders oft. Sehstörungen sind sehr häufig. Es sind nicht nur wie bei unserem Patienten Doppelbilder, die auf eine Lähmung der Augenmuskelnerven zurückgehen, ebenso häufig sind vorübergehende Erblindungen beider oder nur eines Auges. Später kann man dann im Augeninneren am Sehnervenkopf die Zeichen der abgelaufenen Erkrankung sehen. Es tritt auch häufig Augenzittern *(Nystagnus)* auf. Flüchtige Lähmungen an den Gliedmaßen können beobachtet werden. Hierbei ist es wieder so, daß die unregelmäßige Verteilung der Lähmungen ein wichtiges Kennzeichen ist. Das gleiche gilt für die Gefühlsstörungen, die sich anfangs als Kribbeln äußern. Wie wir bei unserem Patienten gesehen haben, traten die Gefühlsstörungen mal hier mal dort auf. Die Regelmäßigkeit, wie wir sie etwa bei einem Querschnittssyndrom gesehen haben, wird hier vermißt. Die Lähmungen beruhen auf Störungen der Pyramidenbahn, daher wird der Babinskische Reflex oft nachgewiesen werden können. Die Lähmungen sind in den meisten Fällen spastisch. Atrophien der Muskeln sind selten. Ein weiteres Zeichen für eine Störung der Pyramidenbahn ist der Ausfall oder die *Abschwächung der Bauchhautreflexe*. Besonders auffällig ist diese, wenn sie einseitig ist. Da auch das Kleinhirn nicht verschont bleibt, ist das Zusammenspiel von Bewegungen oft gestört. Das merkt man, wenn man den Patienten schnelle Bewegungen wie Drehen der Hände oder Spreizen der Finger ausführen läßt. Die Ärzte nennen diese Bewegungsstörung *Dysdiadochokinese*. Bei Zielversuchen zeigt ein solcher Patient oft ein weiteres Symptom der Kleinhirnstörung, nämlich eine Zielunsicherheit. Wenn man den Patienten bittet, mit dem Zeigefinger die Nasenspitze zu berühren, setzt vor Erreichen des Zieles ein Zittern ein, welches man *Intentionstremor* nennt. Die

Sprache ist auch bei der Polysklerose oft *dysarthrisch*. Wegen der Kleinhirnmitbeteiligung an der Krankheit ist die Sprache darüber hinaus oft noch abgehackt und holpernd. Man nennt das eine *skandierende* Sprache. Blasenlähmungen sind ähnlich wie bei unserem Patienten bei vielen anderen Kranken mit Polysklerose zu beobachten. Schließlich ist auch noch zu erwähnen, daß seelische Störungen bei einigen Kranken auftreten. Das Hirn selbst wird durch die Polysklerose ergriffen. Bei allen Hirnkrankheiten können seelische Veränderungen auftreten, die wir als *hirnorganisches Psychosyndrom* bezeichnen. Wir werden in einem der nächsten Kapitel ausführlicher darüber sprechen. Besonders die unangemessen heitere und sorglose Stimmung, die *Euphorie* ist bei einigen Kranken mit Polysklerose bemerkenswert. Zur Unterstützung der Diagnose kann der Arzt den Liquor cerebrospinalis untersuchen. Häufig, aber durchaus nicht immer finden sich darin wie bei unserem Patienten Eiweißvermehrung und eine veränderte Zusammensetzung des Eiweißes. Es sind besonders die Gammaglobuline vermehrt. Nicht selten haben auch die im Liquor vorhandenen Zellen an Zahl zugenommen.

VIII. Die Myasthenie und andere Muskelerkrankungen

Der Nervenarzt behandelt auch einige Muskelerkrankungen. Die wichtigste und häufigste davon ist die *Myasthenie.* **Es sind Krankheiten, die sich am Muskel selbst oder wie bei der Myasthenie am Übergang vom Nerv zum Muskel abspielen. Nicht gemeint sind hier die Muskelatrophien, die bei Krankheit der peripheren Nerven oder der Vorderhornnervenzellen des Rückenmarks entstehen.** Diese Muskelkrankheiten bewirken auch durchaus nicht immer eine Atrophie der erkrankten Muskeln. Die Besprechung der Myasthenie paßt gut zu den vorigen Kapiteln, weil nämlich die häufigsten und auffälligsten Erscheinungen dieser Krankheit sich oft an der Schluckmuskulatur und an den Augenmuskeln zeigen. Der Nervenarzt muß daher überlegen, ob es sich um eine Polysklerose, um eine Bulbärparalyse oder eben um eine Myasthenie handelt. Die Myasthenie erweitert unseren Schatz an schwierigen lateinisch-griechischen Fachausdrücken. Das läßt sich leider nicht umgehen. Mit vollem Namen heißt sie: *Myasthenia gravis pseudoparalytica.* Es lohnt, diese schwierige Bezeichnung zu übersetzen, denn wenn man sie verstanden hat, sind einige wichtige Züge dieser so merkwürdig verlaufenden Krankheit schon erklärt. In dem Wort Myasthenie steckt die uns nun schon bekannte Vokabel Myon, die Muskel heißt, und Asthenie heißt Schwäche. Eine Muskelschwäche ist tatsächlich wesentliches Zeichen der Erkrankung. Pseudo bedeutet falsch oder lügnerisch, Paralyse heißt Lähmung. Es ist also eine Muskelschwäche, die Lähmungen vortäuscht. Gravis ist mit schwer zu übersetzen. Das soll darauf hinweisen, daß die Patienten durch diese Krankheit schwer beeinträchtigt werden. Wie Beschwerden und Symptome dieser Krankheit aussehen, lassen wir uns zunächst durch eine Krankengeschichte schildern.

> Die 24jährige Ehefrau Frau N., die in einer Tütenfabrik beschäftigt war, gab an: „Im Februar vorigen Jahres fiel mir bei der Arbeit auf, daß ich den Ringfinger und den kleinen Finger an beiden Händen nicht mehr so bewegen konnte wie die anderen Finger. Im April spürte ich am rechten Auge eine Spannung, und das Oberlid hing herab, auch wenn ich es bewußt hochziehen wollte. Als ich anfangs Juli einen Packen Zementtüten hochheben wollte, ging das nicht, weil ich plötzlich keine Kraft in den Armen hatte. Im August war ich im Urlaub. Beim Schwimmen wurden mir die Arme so schwer, daß ich glaubte, ich würde ertrinken. Nach dem Urlaub kam die Kraftlosigkeit von Zeit zu Zeit wieder. Im September wurde es dann so, daß ich meine Arbeit nicht mehr schaffen konnte. Im Dezember konnte ich nicht mehr schlucken, der Bissen blieb mir im Halse stecken. Das Sprechen fiel mir schwer. Die Sprache wurde verwaschen. Manchmal sehe ich auch alles doppelt: die Zeilen im Buch, die Lampe, die Leute auf der Straße. Das ist aber nur vorübergehend."
>
> Im Befund sah man das von der Patientin geschilderte Herabhängen des rechten Oberlides. Man nennt das eine Ptosis oder auch Ptose des Lides. Die Muskulatur war regelrecht entwickelt, Lähmungen waren zunächst nicht feststellbar. Die Reflexe waren alle in der Ordnung. Es war also von den Lähmungen, welche die Patientin geschildert hatte, nichts zu bemerken. Aber diese Lähmungen waren ja offenbar auch erst nach längerer Tätigkeit aufgetreten. Die Patientin war zum Schwimmen gegangen und hatte noch nichts gemerkt. Sie wäre aber fast ertrunken, da sich dann beim Schwimmen die Lähmung der Muskeln eingestellt

hatte. Man muß die Muskelarbeit in der nervenärztlichen Untersuchung nachahmen, um diese Art der Scheinlähmung zu Gesicht zu bekommen. Das macht man, indem man einen geeigneten Muskel mit elektrischem Strom reizt. Ein gesunder Muskel antwortet auf jeden elektrischen Reiz mit einer Zuckung. Das tut er, solange er gereizt wird. Dem Willen des Patienten ist dieser Vorgang nicht unterworfen. Bei unserer Kranken stellte sich jedoch schon nach kurzer Zeit eine Abnahme der Muskelkontraktionen ein, und bald darauf antwortete der Muskel überhaupt nicht mehr auf einen Reiz. Wenn man eine Weile wartete, hatte sich der Muskel offenbar erholt und reagierte wieder. Man konnte auch mit einem Medikament – nämlich mit Prostigmin – die Scheinlähmung des Muskels verschwinden lassen. Bei der sorgfältigen Untersuchung der inneren Organe durch einen Facharzt für innere Krankheiten fand sich eine vergrößerte Thymus bei der Patientin. Diese wurde operativ entfernt. Auf den Krankheitsverlauf hatte das leider keinen deutlichen Einfluß. Durch Medikamente konnte die Patientin jedoch so weit gebessert werden, daß sie ihre Hausarbeit verrichten konnte. Ein Jahr nach der Operation hat sie ein Kind zur Welt gebracht. Die Geburt verlief ohne wesentliche Komplikationen.

Die Symptome der Myasthenie treten auf und verschwinden wieder. Das ist eine sehr merkwürdige Tatsache. **Oft genug werden die Patienten der Simulation verdächtigt, weil man sich das rätselhafte Auftauchen und Verschwinden der Symptome anders nicht erklären zu können glaubt.** Wenn man aber genau hinhört, so stellt man fest, daß die Scheinlähmungen immer nach Muskelarbeit auftreten und in Ruhe wieder verschwinden, oder doch milder werden. Die Myasthenie ist eine Krankheit, bei welcher die Übertragung der Nervenimpulse auf die Muskeln nicht mehr recht funktioniert. Diese Übertragung ist offenbar ein chemischer Vorgang, bei welchem das Acetylcholin eine wichtige Rolle spielt. Bei der Myasthenie steht dieser Stoff nach längerer Muskelarbeit nicht mehr in ausreichender Menge zur Verfügung. Es tritt dann eine vorübergehende Lähmung des Muskels auf, wie das auch durch das indianische Pfeilgift Curare oder durch die modernen Medikamente bewirkt wird, welche Muskelerschlaffung hervorrufen sollen. **Das Prostigmin besitzt die Fähigkeit, diese Scheinlähmung zu beheben. Man muß allerdings immer wieder und über längere Zeiträume dieses oder ähnliche moderne synthetische Mittel geben.** Die Schwäche der Muskeln kann so weitgehend sein, daß nicht nur die Schluck- und Kaumuskulatur oder die Muskulatur der Gliedmaßen außer Funktion gesetzt wird, es kann auch zu einem Versagen der Atemmuskulatur kommen und das ist lebensbedrohlich. Patienten mit Myasthenie müssen also über lange Zeit regelmäßig Prostigmin oder ein verwandtes Medikament einnehmen, und diese Einstellung auf ein solches Medikament muß sorgfältig ärztlich überwacht werden.

Wir wissen also schon einiges über die Entstehung dieser merkwürdigen Krankheit, leider wissen wir noch nicht mehr. Viele der Patienten mit Myasthenie haben eine vergrößerte Thymus. Man weiß nicht, was Thymus und Myasthenie miteinander zu tun haben. Aber in einigen Fällen hilft die operative Entfernung der Thymus so gut, daß man diesen Eingriff immer überlegt, wenn möglich auch ausführt.

Neben der Myasthenie, die nicht zu einer Muskelatrophie führt, gibt es eine weitere Gruppe von Muskelerkrankung, bei welcher zunächst äußerlich ebenfalls keine Atrophie sichtbar ist. Der Muskel verändert sich aber und wird durch Bindegewebe und Fettgewebe ersetzt. Manchmal kann er daher besonders kräftig aussehen, obwohl seine Funktion schlecht ist. Diese Krankheit wird *Muskeldystrophie* genannt. Bei Zweifeln in der Erkennung dieser Krankheit kann es manchmal erforderlich sein, eine *Muskelbiopsie* zu machen. Das heißt, ein Stückchen des erkrankten Muskels operativ zu entfernen und dieses feingeweblich untersuchen zu lassen. Bei einer anderen Gruppe von Muskelerkrankungen besteht die Eigenart, daß die Patienten den angespannten Muskel nicht schnell wieder erschlaffen lassen können. Das führt dazu, daß ein solcher Patient z.B. seinen Händedruck nicht sofort wieder lösen kann. Man nennt diese Krankheit die *Myotonie*. Von ihr gibt es zwei Formen, die eine führt nicht zu Veränderungen der Muskeln, die andere bewirkt eine Muskeldystrophie. Nur erwähnt werden soll eine Gruppe von Erkrankungen, welche mit krankhafter Erschlaffung der Muskulatur einhergeht. Sie wird vorwiegend bei Kindern angetroffen und heißt *Myatonie*.

Auch bei Störungen der Elektrolyte kommen Veränderungen in der Erregbarkeit der Nerven und Muskeln vor. Am bekanntesten und auch am häufigsten ist die *Tetanie*. Die Tetanie tritt nicht nur bei einer Erkrankung der Nebenschilddrüse auf, viel häufiger sieht man sie als sogenannte *Hyperventilationstetanie*. Bei heftigem anhaltenden Atmen kommt es zu einer eigenartigen Steifheit der Muskeln, was sich besonders an den Händen und Füßen auswirkt. Finger und Zehen sind in den Grundgelenken gebeugt, in den übrigen Gelenken gestreckt. Man kann solch einen Anfall durch eine intravenöse Injektion von Calcium beheben, oder man kann der Atemluft vermehrt CO_2 zusetzen. **Zu überlegen ist in solchen Fällen immer, aus welchen Gründen es zur Hyperventilation kam. Es steckt gewöhnlich ein seelisches Problem dahinter.** Wir werden in einem späteren Kapitel noch über derartige Zusammenhänge zu sprechen haben.

Kurzer Rückblick

Die amyotrophe Lateralsklerose ist eine Krankheit, die zur Schädigung der Pyramidenbahn und zum Untergang der Vorderhornnervenzellen führt. Ihre Zeichen sind daher sowohl spastische Lähmungen als auch Muskelatrophien. Es ist uns noch nicht bekannt, welche Ursachen diese Erkrankung hat. Das gilt auch für die Bulbärparalyse. Bulbärparalyse und amyotrophe Lateralsklerose werden von manchen Ärzten als eine Krankheit angesehen. Die Bulbärparalyse verdient aber besonders Beachtung, weil sie zur Lähmung von Zunge, von Kau- und Schluckmuskulatur führt. Auch diese Muskeln werden atrophisch. Gegen beide Krankheiten ist nur eine unterstützende helfende Behandlung möglich. Eine der häufigsten Erkrankungen des Nervensystems ist die Polysklerose. Sie verläuft in Schüben, d.h., ihre Symptome treten auf und verschwinden wieder. Nach mehreren Schüben bleiben aber leider einige Symptome zurück. Man kann den Kranken durch Schonung, durch entzündungshemmende Behandlung und in späteren Stadien durch Übungsbehandlung helfen. Leider ist die Ursache der Polysklerose nicht bekannt. Ihre Symptome sind so vielfältig und bunt, daß man gerade aus dieser Regellosigkeit der Symptome und aus dem schubförmigen Verlauf die Krankheit erkennen kann. Besonders häufig sind bei der Polysklerose Augenmuskellähmung, die zu Doppelbildern führen. An den Gliedmaßen kommen meist spastische Lähmungen und Sensibilitätsstörungen vor, Zeichen der Kleinhirnbeteiligung

sind nicht selten. Seelische Störungen sind möglich, da auch das Großhirn von der Krankheit befallen wird. Auch einige Muskelerkrankungen gehören in das Gebiet des Nervenarztes. Die wichtigste und häufigste davon ist die Myasthenie. Diese Erkrankung führt zur krankhaften Muskelschwäche nach Muskelarbeit. Besonders die Augenmuskeln sowie die Kau- und Schluckmuskulatur sind häufig von der Myasthenie befallen. Helfen kann man solchen Patienten durch Prostigmin oder ähnliche Medikamente.

IX. Erkrankungen der Hirnnerven

Schon wiederholt ist von solchen Krankheitszeichen berichtet worden, die in den Versorgungsbereich der Hirnnerven fallen. Sehstörungen, Lähmungen der Kau- und Schlundmuskulatur sind einige dieser Symptome. Es ist daher wohl gerechtfertigt, die Störungen im Bereich der Hirnnerven noch einmal systematisch zu besprechen. Die Hirnnerven sind, wie aus der Anatomie bekannt ist, unterschiedliche Gebilde. Die beiden ersten der insgesamt zwölf Hirnnerven verdienen den Namen Nerv eigentlich nicht, weil sie nichts anderes als zum Hirn gehörende Nervenbahnen sind. Sie werden von alters her aber nun einmal so genannt.

Der 1. Hirnnerv ist der *Nervus opticus*. Er leitet die Impulse der Netzhaut (Retina) des Auges zum Hirn. Im Sehnerven findet sich eine Kreuzung. Die für die nasenwärts gelegenen Teile der Netzhäute verantwortlichen Fasern wechseln in dieser Kreuzung auf die andere Seite. Die Sehbahn zieht dann weiter zum Hinterhauptslappen des Großhirns, zur Sehrinde. Wenn ein Sehnerv vor der Kreuzung durchtrennt wird, wie das etwa bei schweren Schädelunfällen geschehen kann, so verliert das betreffende Auge die Sehkraft. Erfolgt die Durchtrennung der Sehbahn aber hinter der Kreuzung, so ist ein *Gesichtsfeldausfall* zu erwarten, der wegen der teilweisen Kreuzung verschiedenartig sein kann. Am häufigsten ist der halbseitige Ausfall zweier entsprechender Gesichtsfeldhälften. Wir nennen das eine *Hemianopsie*. Bei der Beschädigung des Sehnerven kann auch der Reflexbogen ausfallen, auf welchem die Verengerung der Pupille geregelt wird. Der Patient sieht also auf dem Auge nicht und die Pupille dieses Auges verengt sich nicht, wenn Licht in das Auge einfällt. Der Reflexbogen des Pupillenreflexes beginnt also mit dem Sehnerven, er wird durch den *Nervus oculomotorius* geschlossen.
Der Sehnerv kann bei Hirnentzündungen miterkranken. Das geschieht auch sehr oft bei der Polysklerose. Der Patient klagt dann über Sehverlust. Bei der Polysklerose ist dieser Schaden fast immer nur vorübergehend. Nach Ablauf der Entzündung kann man bei der Betrachtung des Augenhintergrundes mit dem Augenspiegel nicht selten eine Abblassung des Sehnervenkopfes sehen. Überhaupt ist die Betrachtung des Sehnervenkopfes für den Nervenarzt von großer Bedeutung. In schwierigen Fällen bittet er den Augenarzt um Rat. Eine weitere Erkrankung des Hirns, von der wir noch hören werden, nämlich der gesteigerte Schädelinnendruck macht sich nicht selten durch eine Vorquellung des Sehnervenkopfes in das Auginnere bemerkbar. Der Sehnervenkopf heißt Papille, und so spricht man denn bei einem durch gesteigerten Schädelinnendruck ins Auginnere vorgequollenen Sehnervenkopf von einer *Stauungspapille*. **Da der gesteigerte Schädelinnendruck immer ein schwerer Krankheitszustand ist, kann der Nervenarzt durch die Betrachtung des Augenhintergrundes eine sehr wichtige Information bekommen.**

Als 2. Hirnnerv wird der Riechnerv oder *Nervus olfactorius* bezeichnet. Er liegt der Schädelbasis auf und sendet Riechfasern durch eine siebartig durchlöcherte Platte der Schädelbasis zur Riechschleimhaut der Nase. Bei schweren Schädelunfällen kommt es nicht selten vor, daß diese Riechfasern abreißen. Es können auch Tumoren der Schädelbasis den Riechnerven beschädigen. Die Krankheitsgeschichte eines Patienten mit Geruchstörung infolge eines an der Schädelbasis gelegenen Hirntumors ist im Studienbuch der Psychiatrie beschrieben worden. Wenn das Geruchsvermögen ausgefallen ist, macht der Patient die Feststellung, daß er auch nicht mehr „schmecken" kann. Das liegt nun aber nicht daran, daß auch die Geschmacksnerven erkrankt sind, sondern daran, daß unser Geschmack zum größten Teil aus Geruchsqualitäten der Speisen zusammengesetzt ist. Schmecken können wir nur süß, sauer, bitter und salzig.

Die nächstfolgenden Hirnnerven kann man zu einer Gruppe zusammenfassen. Der 3., der 4. und der 6. Hirnnerv *(Nervus trochlearis, Nervus oculomotorius und Nervus abducens)* versorgen nämlich die Augenmuskeln. Am häufigsten und wohl auch am leichtesten zu verstehen sind Lähmungen des Nervus abducens. *Abduzenslähmungen* sind deswegen häufig, weil der Nerv einen langen Verlauf im Schädelinnern hat. Dabei kann ihm vielerlei Schaden zugefügt werden. Fällt ein Nervus abducens aus, so wird der Muskel gelähmt, welcher das Auge schläfenwärts führt. Blickt der Patient in diese Richtung, so bleibt dieses Auge in der Mittellinie stehen. Der Kranke gibt an, daß er Doppelbilder sieht. Wir haben bereits bei der Polysklerose und Myasthenie von flüchtigen Doppelbildern gehört, es gibt aber noch andere Ursachen für die Entstehung von Doppelbildern wie wir sehen werden. **Doppelbilder sind also eine Störung, die mit dem Auge als Sehorgan selbst nicht direkt etwas zu tun haben. Blickt der Kranke in eine Richtung, in welcher der gelähmte Augenmuskel nicht in Funktion tritt, so verschwinden die Doppelbilder.** Beseitigen kann man die Doppelbilder, indem man ein Auge zuhält. Der Augenarzt hilft dem Kranken manchmal dadurch, daß vor das abweichende Auge ein Mattglas gesetzt wird, denn Doppelbilder können für den Patienten sehr störend sein. Es kann eine schwierige Aufgabe sein, zu entscheiden, welcher Augenmuskel und welcher Hirnnerv am Entstehen der Doppelbilder beteiligt ist. Auch hierbei ist der Nervenarzt häufig auf den Rat des Augenarztes angewiesen, der aus der Lage der Doppelbilder auf ihr Zustandekommen schließen kann. Der *Nervus oculomotorius* nimmt unter den Augenmuskelnerven eine besondere Stellung ein. Er versorgt nämlich zusätzlich einen Muskel, der das Oberlid hebt, und weiterhin ist er ein Teil des Reflexbogens für die Verengerung der Pupille bei Lichteinfall. Das Schließen der Augenlider gehört übrigens nicht zu den Aufgaben des Oculomotorius, das wird durch den *Nervus facialis* bewirkt.
Alle neurologischen Symptome und auch die Störungen der Hirnnerven können durch verschiedenartige Krankheitsprozesse hervorgerufen werden, wie wir nun schon mehrfach gesehen haben. Hier soll eine Patientin mit einer *Oculomotoriusparese* vorgestellt werden. Wir haben die *Ptosis* eines Oberlides als Symptom der Myasthenie bereits kennengelernt. Bei unserer Patientin stellte sich eine ganz andere Ursache der Ptosis heraus, nämlich ein *Aneurysma.* Als Ursache kommt aber auch ein Tumor, eine Entzündung oder eine Blutung in Frage.

> Unsere 60jährige Patientin, Frau O., berichtete: „Vor zwei bis drei Jahren habe ich schon mal den Bürgersteig doppelt gesehen. Doppelbilder habe ich jetzt aber, wo das Auge ganz zu ist, nicht mehr." Man sah eine Ptosis des rechten Oberlides. Das rechte Auge war tatsächlich fast völlig verdeckt. Durch augenärztliche Untersuchung konnten auch die Doppelbilder eindeutig als Folge einer Oculomotoriusparese erkannt werden. Die rechte Pupille reagierte nicht so auf Licht wie die linke. Die Schädigung des Nervus oculomotorius war so langsam aufgetreten, daß man an eine Druckschädigung dieses Nerven denken mußte. Die rechtsseitige Carotisangiographie ließ dann ein sehr großes Aneurysma der Arteria carotis erkennen. Eines der Angiogramme ist als Beispiel für ein Aneurysma abgebildet (s. Abb. 6).

Wenn wir in der Reihe der Hirnnerven vorangehen, nachdem wir die Augenmuskelnerven zu einer Gruppe zusammengefaßt hatten, so kommt jetzt der 5. Hirnnerv. Dieser hat den Namen *Nervus trigeminus,* weil er in drei Äste aufgeteilt ist. Dieser Nerv ist für die Sensibilität der Gesichtshaut verantwortlich. Neben dieser sensiblen Versorgung hat er in der Motorik die Aufgabe, die Kaumuskeln zu innervieren. Der Trigeminus liefert einen Anteil an einem wichtigen Reflexbogen, nämlich an dem des *Cornealreflexes.* Bei Berührung der Hornhaut werden reflektorisch die Augenlider geschlossen. Der Lidschluß wird durch den Nervus facialis bewirkt. Die Sensibilität der Hornhaut gehört zum Versorgungsbereich des Trigeminus. Ist dieser Reflex nicht auslösbar, so weist das auf eine Schädigung eines dieser beiden Hirnnerven hin.
Ein wichtiges Krankheitsbild, welches sich im Versorgungsbereich des Trigeminus abspielt ist die *Trigeminusneuralgie.* Der Name dieser rätselhaften Krankheit läßt daran denken, daß es sich um einen ähnlichen Vorgang wie bei der Ischialgie handeln könnte. Das ist aber nicht so. Es ist anzunehmen, daß die Trigeminusneuralgie durch eine Störung in den tiefsten Ursprungsgebieten dieses Hirnnerven entsteht. **Es handelt sich um eine Krankheit älterer Menschen.** Die Schmerzen im Bereich eines oder auch zweier Äste des Trigeminus treten plötzlich wie ein Blitz ein, sie können durch Berührungen, Essen oder Rasieren ausgelöst werden. Die Patienten suchen ängstlich alles zu vermeiden, was einen Schmerzanfall auslösen könnte. Lassen wir uns von einer Patientin berichten.

> Die 68jährige Hausfrau, Frau P., hatte schon lange unter schweren Schmerzen in einer Gesichtshälfte zu leiden gehabt. Sie sagte: „Das geht schon sechs Jahre mit den Schmerzen. Langsam hat es angefangen. Nach einem Jahr wurde ich im Krankenhaus behandelt. Dann wurde es besser. Ich konnte wieder sprechen und essen und lachen. Ganz schlimm wurde es jetzt seit drei Monaten. Seit einem Monat habe ich dauernd Schmerzen in der rechten Gesichtshälfte. Jetzt tut mir rechts auch die Stirn weh, am schlimmsten ist es aber hier in der rechten Wange."
> Man sah der Patientin an, daß sie offensichtlich starke Gesichtsschmerzen hatte. Das Sprechen fiel ihr schwer, weil dadurch Schmerzanfälle ausgelöst wurden. Die rechte Wange war hochgradig berührungsempfindlich. Die Patientin bat darum, die Haut dort nicht anzufassen. Im übrigen neurologischen Befund waren keine Abweichungen von der Norm zu erheben.

Die medikamentöse Behandlung mit durchblutungsfördernden Mitteln und mit speziell bei Trigeminusneuralgie zu verordnenden Medikamenten hat der Patientin gut geholfen, so daß sie fast völlig beschwerdefrei wurde. Freilich ist es nicht unmöglich, daß es später wieder zu einer Häufung von Schmerzattacken kommt. Es ist eine sehr hartnäckige Krankheit. Auch das Durchschneiden oder Verkochen eines Astes des Trigeminus, oder gar tieferer Anteile dieses Nerven hat nicht immer zu einem dauernden Erfolg geführt.
Bei älteren Menschen tritt die Trigeminusneuralgie als eigenes Krankheitsbild auf. Die Ursache liegt wahrscheinlich in Durchblutungsstörungen bestimmter Hirnteile. **Findet man jedoch bei einem jüngeren Menschen Trigeminusstörungen, so darf man sich nicht gleich mit der Annahme einer Trigeminusneuralgie zufriedengeben.** Unsere nächste Patientin soll zeigen, welche andere Möglichkeit berücksichtigt werden muß.

Die 42jährige Hausfrau, Frau Q., hatte vor mehr als einem Jahr ein Taubheitsgefühl in der linken Wange bemerkt. Dieses dehnte sich später auf die gesamte linke Gesichtshälfte aus. Außerdem klagte unsere Patientin über Gleichgewichtsstörungen. Sie sei manchmal durch die Räume geschwankt wie betrunken. Im neurologischen Befund bestätigten sich die Angaben der Kranken. Die linke Gesichtshälfte war gefühllos. Der linke Cornealreflex war nicht auslösbar. Die Patientin schwankte tatsächlich erheblich beim Gehen. Außerdem sah man ein Augenzittern an ihr, einen *Nystagmus.* Schließlich fiel auch noch auf, daß sie ihren linken Mundwinkel nicht so bewegen konnte wie den rechten und daß sie die Stirn links fast gar nicht runzeln konnte. Es handelte sich also nicht nur um Störungen des *Trigeminus,* vielmehr waren auch der *Nervus stato-acusticus* und der *Nervus facialis* an der Erkrankung beteiligt. Der Hals-Nasen-Ohren-Arzt wurde zur Beratung herangezogen. Durch dessen Untersuchung wurde die Schädigung des Gehörs- und Gleichgewichtsnerven (Nervus stato-acusticus) bestätigt. Die neurochirurgische Untersuchung unserer Patientin durch eine *Vertebralisangiographie* bestätigte den vermuteten Tumor. Dieser lag dort, wo die drei genannten Nerven entspringen, nämlich im *Kleinhirn-Brückenwinkel.* Es handelte sich um einen gutartigen Tumor. Die Patientin hat die Operation gut überstanden. Die Zukunftsaussichten sind als gut zu bezeichnen.

An den beiden Krankheitsfällen haben wir wieder einmal gesehen, daß gleichartige Symptome durch sehr verschiedene Ursachen hervorgerufen werden können. Wir sahen im letztgeschilderten Fall bereits neben der Störung des Trigeminus weitere Hirnnerven beteiligt, die wir jetzt noch besprechen müssen. Der nächste in der Reihe ist der 7. Hirnnerv, der *Nervus facialis.* Er ist der Nerv für die motorische Versorgung des Gesichts. Er innerviert die mimische Muskulatur. Zu der mimischen Muskulatur gehören nicht die Kaumuskeln, die vom Trigeminus versorgt werden. Zur mimischen Muskulatur gehören jedoch die Schließmuskeln um Mund und Augen. Die Beschädigung eines Nervus facialis führt daher zu einer Schwäche eines Mundwinkels, zur Unfähigkeit, das eine Auge zu schließen, und zur Schwäche des gleichseitigen Stirnmuskels. Die Stirn kann dann auf jener Seite nicht gerunzelt werden.
Störender ist die Unbeweglichkeit eines Mundwinkels. Ein Patient mit einer Facialisparese kann den Mund nicht spitzen und daher auch nicht pfeifen. **Viel wichtiger ist aber der mangelhafte Augenschluß bei einer Facialisparese. Es besteht dann immer die Gefahr der Hornhautbeschädigung.** Dieser Gefahr muß man durch Einstreichen einer geeigneten Augensalbe oder durch Verordnung eines Uhrglasverbandes entgegenwirken. Die Gefahr einer Hornhautschädigung darf man bei völliger Lähmung des Facialis nicht für zu gering halten. Nötigenfalls wird der Augenarzt befragt werden müssen. Eine solche völlige Facialislähmung mit Beteiligung des Stirnmuskels des Lidschließermuskels und des Mundwinkels ist nur bei einer Beschädigung des Nervus facialis selbst zu erwarten. Man spricht dann von einer *peripheren Facialisparese.* Häufiger noch ist eine *zentrale Facialisparese,* die oft bei Störungen der Pyramidenbahn angetroffen wird. Diese zentrale Facialisparese äußert sich nur in der Schwäche eines Mundwinkels, die man womöglich nur beim Sprechen des Patienten bemerkt.

Der 8. Hirnnerv ist als nächster zu betrachten. Er hat eine Doppelfunktion und daher auch einen Doppelnamen. Er heißt *Nervus stato-acusticus.* Bei unserer letzten Patientin haben wir gesehen, daß er von *Kleinhirn-Brückenwinkeltumoren* mitgeschädigt werden kann. Die Schädigung dieses Nerven kann sich in Verlust des Gehörs und in Verlust der Gleichgewichtsfunktionen äußern. Denn das Innenohr, welches den Nervus stato-acusticus entsendet, ist nicht nur Gehörs- sondern auch Gleichgewichtsorgan. Der Ausfall des Gleichgewichtsapparates bewirkt neben Schwindel und Gangstörungen einen *Nystagmus*. Beim Nystagmus weichen die Augen des Patienten langsam in eine Richtung ab und schnellen dann wieder ruckartig in ihre alte Stellung zurück. Daraus beginnt die langsame Abweichung der Augen von neuem. Nystagmus entsteht immer, wenn die Verbindung zwischen Innenohr und Augenmuskelnerven gestört ist. Diese Verbindung zwischen Innenrohr über das Kleinhirn und den Hirnstamm zu den Augenmuskelnerven ist recht lang und kann daher an vielen Orten gestört werden. Man sieht daher auch bei der Polysklerose häufig einen Nystagmus. Bei allen schwierigen Fragen, die den 8. Hirnnerv betreffen, wird der Nervenarzt sich vom Hals-Nasen-Ohren-Arzt beraten lassen.

Der 9. Hirnnerv ist der Nervus glossopharyngicus. Er innerviert die Geschmacksorgane der Zunge. Daran beteiligen sich auch Nervenfasern, die im Nervus facialis mitlaufen. Der Glossopharyngicus versorgt außerdem den Schlund sensibel und motorisch. Bei der Besprechung der Bulbärparalyse und der Myasthenie ist schon auf die Bedeutung der Schlucklähmung hingewiesen worden. Hier braucht dem nichts hinzugefügt zu werden.

Der 10. Hirnnerv, der Vagus innerviert die Muskulatur von Gaumen, Kehlkopf, Trachea und Bronchien sowie von Speiseröhre, Magen und Dünndarm. Einen großen Teil dieser Organe versorgt der Vagus auch sensibel. Außerdem kennen wir den Vagus ja als wichtigen Anteil des parasympathischen autonomen Nervensystems. In der Nähe der Kerngebiete, aus welchen die beiden Vagusnerven entspringen, befindet sich das Atemzentrum. Deshalb ist eine beidseitige Zerstörung dieser Kerne die Ursache sofortigen Todes. Die Beschädigung eines Vagusastes führt zu Stimmbandlähmungen und zu heiserem oder tonlosem Sprechen. Auch in einem solchen Falle muß ein Hals-Nasen-Ohren-Arzt um die Untersuchung des Kranken gebeten werden.

Der 11. Hirnnerv, der Accessorius versorgt Muskeln, die an der Hebung der Schulter und an der Kopfwendung mitwirken. Der letzte Hirnnerv schließlich, der Hypoglossus ist der Nerv für die Zungenmuskeln. Bei einer einseitigen Lähmung des Hypoglossus kann der Kranke die Zunge nicht gerade vorstrecken, sie weicht zur gelähmten Seite ab.

X. Krankheiten des Gehirns

Das Gehirn ist anatomisch nicht scharf vom Rückenmark zu trennen. Das verlängerte Mark, welches wir bei Besprechung der Bulbärparalyse bereits kennengelernt haben, ist einerseits Fortsetzung des Rückenmarks, wird andererseits aber doch schon zum Hirn gerechnet. Von den bislang besprochenen Krankheiten ist es besonders die Polysklerose gewesen, welche man bereits zu den Hirnkrankheiten hätte rechnen können, da sie nicht nur Krankheitsherde im Rückenmark, sondern auch im Hirn hervorruft. Wir wollen hier jedoch die wichtigsten Krankheiten des Gehirns zusammenfassend besprechen. Wir gehen dabei nach einer Einteilung vor, die für die Arbeit in der Klinik oder ärztlichen Praxis am geeignetsten ist. Auf die Anatomie des Gehirns können wir nicht weiter eingehen. Es sei nur darauf hingewiesen, daß das Hirn ebenso wie das Rückenmark von Häuten umgeben ist. Es wird allseits von der knöchernen Schädelkapsel umhüllt. Die im Vergleich zu den Tieren sehr große Masse des Hirns wird vorwiegend durch das *Endhirn* dargestellt, welches auch *Großhirn* genannt wird. Das Großhirn ist in zwei Hälften, die beiden *Hemisphären* geteilt. Das Großhirn wird besonders in klinischem Sprachgebrauch dem übrigen Teilen des Hirns gegenübergestellt, die man dann als *Stammhirn* bezeichnet. Wir wollen zunächst besprechen, welche Symptome der Hirnkrankheiten besonders häufig und wichtig sind und welche Krankheitsursachen man unterscheiden muß.

1. *Kopfschmerzen*

Kein Symptom führt so viele Kranke zum Nervenarzt wie der Kopfschmerz. Nun ist Kopfschmerz aber ebensowenig eine medizinische Diagnose wie etwa Bauchschmerz. Es können sich sehr unterschiedliche Erkrankungen dahinter verbergen, die einer ganz verschiedenen Behandlung bedürfen. Deswegen kann es auch nicht sinnvoll sein, einen Kopfschmerz nur durch eine schmerzstillende Tablette zu bekämpfen. So sehr man einem Patienten durch solche Medikamente helfen kann, so sehr kann man ihm aber auch schaden, wenn man mit diesen Medikamenten etwas zudeckt, was eigentlich hätte aufgeklärt werden müssen.

Die meisten Kopfschmerzen sind harmlos, das ist nicht zu bezweifeln. Wer hätte nicht schon einmal während einer Grippe, nach Belastungen, oder auch nach Aufregungen Kopfschmerzen gehabt. Nun gibt es Menschen, die besonders häufig und auch ohne einen der eben genannten Anlässe darunter zu leiden haben. Bei ihnen ist das Zusammenspiel der Blutgefäße gestört. Die Blutgefäße verengen oder erweitern sich zu falscher Zeit und unzweckmäßig. Man spricht von einem *vasomotorischen Kopfschmerz*, um zu kennzeichnen, daß die Veränderungen der Gefäßeinstellung dabei eine Rolle spielen. Oft ist neben diesem Kopfschmerz oder auch ohne ihn der Schwindel ein weiteres vasomotorisch bedingtes Symptom. Bei Bestehen eines Bluthochdruckes leidet der Patient auch oft unter Kopfschmerzen. Ebenfalls von den Blutgefäßen abhängig ist die *Migräne*. Das ist ein Kopfschmerz, der anfallsweise auftritt. Er bleibt mehrere Tage lang bestehen, kündigt sich gewöhnlich durch Lichtempfindlichkeit und Flimmern vor den Augen an. Manche Patienten haben sogar vorübergehende Lähmungen der Augenmuskeln und klagen über Doppelbilder. Der Kopfschmerz ist auf eine Kopfhälfte beschränkt. Die Patienten haben Übelkeitsgefühl oder erbrechen auch. Gefäßkopfschmerzen werden mit Mutterkornalkaloiden und roborierenden

Maßnahmen behandelt. Es kann auch wichtig sein, nach seelischen Konflikten zu suchen, die sich hinter hartnäckigen Kopfschmerzen verbergen können.
Leider kann man aus der Beschreibung der Kopfschmerzen nicht immer sichere Rückschlüsse auf seine Ursachen ziehen. Immerhin ist das halbseitige und anfallsweise Auftreten ein Hinweis auf die Migräne. Man muß den Patienten schon genau fragen, um nicht etwa eine Trigeminusneuralgie, einen Gesichtsschmerz für einen Kopfschmerz zu halten. Insgesamt gesehen ist der Kopfschmerz nur ein unspezifisches Symptom, denn **andere zwar seltenere aber viel ernstere Erkrankungen wie Hirnhautentzündung, Hirntumor oder Hirnblutung bewirken auch Kopfschmerzen.** Für sie sind ganz andere Maßnahmen zur Erkennung und Behandlung notwendig.

2. Der gesteigerte Schädelinnendruck

Das Gehirn ist wie auch das Rückenmark von einer knöchernen Umhüllung umgeben. Diese knöcherne Kapsel ist zweifellos ein sehr wichtiger Schutz des Zentralnervensystems vor äußerer Beschädigung. Wenn aber im Schädelinnenraum eine Geschwulst wächst, oder wenn durch Blutung oder Entzündung eine Zunahme der Masse bewirkt wird, so entsteht gesteigerter Schädelinnendruck, weil die knöcherne Kapsel sich nicht ausdehnen kann. Da der Arzt zunächst meist nicht weiß, welcher Vorgang zu diesem gesteigerten Schädelinnendruck geführt hat, spricht er mit einer neutralen Bezeichnung von einem *raumfordernden Prozeß* als Ursache des gesteigerten Schädelinnendruckes. **Dieser Zustand ist immer ernst und bedarf der möglichst schnellen Aufklärung.**
Wie kann man den gesteigerten Schädelinnendruck erkennen? Der Kopfschmerz allein ist als Erkennungszeichen nicht geeignet, denn wir haben ja gehört, daß er viel häufiger als vasomotorischer Kopfschmerz vorkommt. Patienten mit gesteigertem Schädelinnendruck erbrechen oft. Das ist sehr wichtig, denn Kopfschmerzen zusammen mit Erbrechen ist nicht so häufig. Allerdings findet man beides auch bei der Migräne. Kommen schließlich zu Kopfschmerzen und Erbrechen noch neurologische Symptome wie z.B. Lähmungen, so wird der Verdacht stärker, daß Kopfschmerzen und Erbrechen in einem solchen Fall auf einen gesteigerten Schädelinnendruck zurückgehen. Es gibt jedoch noch weitere Hinweise, die man sich merken muß, weil eben der Zustand selbst und seine Ursachen ernst zu nehmen sind. **Der gesteigerte Schädelinnendruck führt zu Verlangsamung des Pulses, zum sogenannten Druckpuls. Gesteigerter Schädelinnendruck kann Nackensteife hervorrufen. Sehr häufig weist eine seelische Veränderung des Kranken auf den Ernst der Lage hin.** Diese seelische Veränderung besteht gewöhnlich in einer Bewußtseinstrübung. Ein solcher Patient wirkt schläfrig, dösig, oder er ist benommen, oder gar tief bewußtlos und nicht erweckbar. Der Arzt kann durch Untersuchung des Augenhintergrundes ein weiteres wichtiges Symptom gesteigerten Schädelinnendrucks feststellen, nämlich die Vorquellung des Sehnervenkopfes in das Augeninnere, eine *Stauungspapille.* **Die Gefahr liegt beim gesteigerten Schädelinnendruck nicht nur in den meist ernsten Ursachen des Zustandes, sondern auch darin, daß das verlängerte Rückenmark in das Hinterhauptsloch eingepreßt werden kann. Damit ist die Gefahr einer Schädigung des Atemzentrums gegeben, wodurch sofortiger Atemstillstand eintreten kann.** Wird bei gesteigertem Schädelinnendruck eine Lumbalpunktion unzweckmäßig ausgeführt, so kann das die Gefahr vergrößern.

3. Hirntumoren

Die Ursache des gesteigerten Schädelinnendruckes haben wir mit der vorläufigen Bezeichnung raumfordernder Prozeß belegt. Wir müssen nun besprechen, welche Erkrankungen sich hinter dieser vorläufigen Bezeichnung verbergen können. **Als wichtigste Ursache des gesteigerten Schädelinnendrucks kommt ein Hirntumor in Frage.** Das wichtigste Hilfsmittel zur Erkennung eines Hirntumors ist die Angiographie. Vorher muß allerdings durch Anamnese, neurologische Untersuchung und EEG der Verdacht auf einen Hirntumor begründet werden. Es gibt Tumoren, die von den Hirnhäuten, den Meningen ausgehen und darum *Meningeome* heißen. Es sind biologisch gutartige Tumoren. Das heißt, sie wachsen, indem sie das Gewebe verdrängen, sie wachsen nicht in das Hirngewebe hinein. Der Begriff der biologischen Gutartigkeit der Meningeome schließt aber leider nicht einen ungünstigen Krankheitsverlauf aus. Wenn nämlich der Tumor nicht erkannt und nicht rechtzeitig operiert wird, so ist Tod oder schwerer Gesundheitsschaden die Folge. Es werden auch Tumoren des Hirngewebes selbst beobachtet. Die wichtigsten drei Gruppen sind *Astrocytome, Glioblastome* und *Karzinommetastasen*. Die Astrocytome können noch als bedingt gutartig angesehen werden, die Glioblastome sind leider als biologisch bösartig zu bezeichnen. Die Karzinommetastasen sind so einzuschätzen wie der Primärtumor. Häufig kommt ein Bronchialkarzinom als Primärtumor in Frage. Die neurochirurgische Operation auch der bösartigen Tumoren ist immer anzustreben, denn vor der Operation kann man selten etwas Sicheres über die biologische Wertigkeit des Tumors aussagen. Ist die Operation allein nicht ausreichend zur Bekämpfung des Tumors, so kann man auch mit energiereichen Strahlen nachbehandeln.

4. Entzündungen des Gehirns

Das Hirn und seine Häute kann wie alle anderen Gewebe des Körpers auch durch Krankheitserreger (Viren, Bakterien, Protozoen) befallen und zum Abwehrvorgang der Entzündung gezwungen werden. Die Erhöhung der Körpertemperatur ist wie auch sonst ein wichtiger Hinweis auf die Entzündung. **Die Hirnhäute reagieren auf den Reiz der Erreger. Man kann diese Reaktion an der Zellzahlerhöhung und der Eiweißvermehrung im Liquor nachweisen.** Die Hirnhautentzündung ruft neben Kopfschmerzen eine Nackensteifheit hervor. Es ist aber daran zu erinnern, daß auch bei gesteigertem Schädelinnendruck Nackensteife auftritt. Ist bei der Hirnhautentzündung auch die Hirnrinde mitbeteiligt, so können neurologische Zeichen oder auch Bewußtseinstrübung eintreten. Die Hirnhautentzündung heißt *Meningitis*. Die Endung -itis weist darauf hin, daß es sich um eine entzündliche Erkrankung handelt. Alle Entzündungskrankheiten bekommen in der Medizin einen Namen mit dieser Endung. Eine Entzündung von Hirnhaut und Hirn wird *Meningo-Enzephalitis* genannt, denn Enzephalon heißt Hirn. Die Hirnentzündung kann auch ohne Beteiligung der Hirnhäute auftreten, sie heißt dann *Enzephalitis*. Durch die Enzephalitis werden viel geringere Veränderungen des Liquors hervorgerufen als durch die Meningitis. Zellzahlerhöhung und Eiweißvermehrung sind bei der Enzephalitis geringer als bei der Meningitis. Immer aber, wenn eine Entzündungskrankheit des Zentralnervensystems vermutet wird, ist eine Lumbalpunktion einer der wichtigsten diagnostischen Eingriffe. Ist die Enzephalitis durch Eitererreger verursacht, kann es zur Einschmelzung des Hirngewebes kommen. Der Eiter sammelt sich dann in diesem durch Gewebseinschmelzung entstandenen Hohlraum. Es ist dann ein *Hirnabszeß* aufgetreten.

Der Hirnabszeß kann Symptome bewirken, die ihn zunächst nur als einen raumfordernden Prozeß erscheinen lassen. Die Liquoruntersuchung allein reicht zur Erkennung eines Hirnabszesses nicht aus. Wie beim Nachweis eines Hirntumors ist hier die Arteriographie wichtig. Der Hirnabszeß muß operativ behandelt werden. Die Behandlung mit Antibiotika spielt beim Hirnabszeß nur eine unterstützende Rolle. **Bei allen anderen entzündlichen Erkrankungen von Hirnhäuten und Hirn kommt der antibiotischen Behandlung aber die Hauptrolle zu.** Um zu wissen, welches Antibiotikum am geeignetsten ist, prüft man die Resistenz der Erreger. Das kann man in einem Spezialinstitut ausführen lassen, dem einige Kubikzentimeter Liquor zur Verfügung gestellt werden müssen. Besonders wichtig ist es, eine tuberkulöse Entzündung des Hirns oder der Hirnhaut auszuschließen, weil gegen die Tuberkelbakterien nur bestimmte Medikamente wirksam sind, die wir Tuberkulostatika nennen. Es ist auch wichtig sich Klarheit zu verschaffen, wie die Entzündungserreger zu den Meningen oder ins Hirn gelangen konnten. Natürlich können Eitererreger bei Verletzungen, die zur Eröffnung der Schädelkapsel führen, in das Hirn und auf die Hirnhäute getragen werden. Zwei weitere Infektionswege sind jedoch ebenfalls zu bedenken, da sie eine operative Behandlung notwendig machen. Bei Schädelverletzungen kann es zu Brüchen der dünnen Knochendecke kommen, welche die Nasennebenhöhlen und den Schädelinnenraum trennen. Manchmal tropft dann Liquor, eine wasserhelle Flüssigkeit, aus der Nase des Patienten. Das ist eine schwere Verletzung. Wir nennen sie eine *Liquorfistel.* Sie muß nach Möglichkeit operativ verschlossen werden, weil sie eine bequeme Eintrittspforte zur Hirnhaut für Eitererreger ist. Ein weiterer Weg der Entzündung kann von einer *chronischen Mittelohreiterung* ausgehen. Es kann der Knochen, welcher Mittelohr und Hirninnenraum trennt, durch die Eiterung zerstört werden, so daß es zu einer Hirnhautentzündung kommt. In beiden Fällen wird der Hals-Nasen-Ohren-Arzt zu Rate gezogen. Da entzündliche Erkrankungen des Hirns und der Hirnhäute oft mit einer Allgemeininfektion des Organismus einhergehen, was besonders häufig für die tuberkulöse Hirnhautentzündung gilt, werden die Kranken nicht selten vom Internisten behandelt oder, wenn es sich um Kinder handelt, auch vom Kinderarzt. Die besonders bei der Enzephalitis auftretenden seelischen Störungen sind oftmals Anlaß, den Patienten auf eine psychiatrische Abteilung zu verlegen.

5. *Von der Blutversorgung abhängige Erkrankungen des Gehirns*

Als nächste große Ursachengruppe sind die von der Blutversorgung abhängigen Erkrankungen des Hirns zu besprechen. Einige dieser Erkrankungen können auch Ursache gesteigerten Schädelinnendruckes werden. Auch sie sind also dann zu berücksichtigen, wenn von einem raumfordernden Prozeß die Rede ist. Da ist zunächst an eine *epidurale Blutung* zu denken, die bei schweren Schädelverletzungen entstehen kann. Über Schädelhirntraumen werden wir im nächsten Kapitel berichten. Wenige Zeit nach einem *Schädeltrauma* kann ein *epidurales Hämatom* auftreten. Es entsteht durch Zerreißung der *Arteria menigea media* und breitet sich zwischen Schädelknochen und harter Hirnhaut aus. Die Zeichen der schweren Gewalteinwirkung auf Schädel und Hirn werden wir noch zu besprechen haben. Hier sei vorerst nur darauf hingewiesen, daß Patienten nach schweren Schädeltraumen bewußtlos oder benommen sein können. Wenn die Bewußtlosigkeit ungewöhnlich lange dauert, oder wenn sie gar erneut eintritt, nachdem der Patient schon wieder das Bewußtsein erlangt hatte, ist immer sorgfältige Beobachtung des Kranken nötig. Wenn dann noch diejenigen Symptome eintreten, die wir als Zeichen gesteigerten Schädelinnendruckes kennengelernt haben, so muß man an ein epidurales Hämatom denken. Es empfiehlt sich dann immer, den diensthabenden Arzt zu informieren, denn ein epidurales Hämatom muß schnell operativ behandelt werden. Es handelt sich ja um eine *arterielle Blutung*, die auch sonst so schnell wie möglich unterbunden werden muß.

Nicht ganz so dramatisch verläuft eine andere Blutung, die wir als *subdurales Hämatom* bezeichnen. Ein Zusammenhang mit einem Schädeltrauma ist manchmal nicht festzustellen, jedenfalls ist ein subdurales Hämatom nicht so rasch nach einem Schädeltrauma zu erwarten. Wie der Name sagt (sub heißt unter) handelt es sich um eine Blutansammlung unter der harten Hirnhaut. Wir werden in einem der nächsten Kapitel einen Erkrankungsfall kennenlernen. Das subdurale Hämatom kann ebenfalls gesteigerten Schädelinnendruck hervorrufen. Die Arteriographie zeigt, wie berechtigt diese Bezeichnung für das subdurale Hämatom ist, denn durch die Blutansammlung unter der harten Hirnhaut wird das Hirn mit seinen Gefäßen von dem Schädelknochen abgedrängt. Die Behandlung des subduralen Hämatoms ist ebenfalls die Operation.

Eine dritte Art der Hirnblutungen ist die *Subarachnoidalblutung*. Diese Blutung erfolgt in den Liquorraum. Der Liquor ist daher auch durch und durch blutig, wie man durch eine Lumbalpunktion leicht feststellen kann. Wenn es sich um eine ältere Blutung handelt, ist der Blutfarbstoff allerdings so weit abgebaut, daß man nur noch eine gelbliche Farbe sehen kann, die man mit dem griechischen Wort *xanthochrom* nennt. Ursache einer Subarachnoidalblutung ist oft ein *Aneurysma* einer Hirnarterie. Man muß also durch die Arteriographie nach einem solchen Aneurysma suchen. Wenn das Aneurysma nicht so groß ist und so ungünstig gelegen wie das, welches wir bei unserer Patientin Frau O. gesehen haben (s. Abb. 6), dann kann es operativ beseitigt werden. Damit ist dann der Ursprung weiterer Subarachnoidalblutungen beseitigt. Die Patienten verspüren das Einsetzen der Subarachnoidalblutung oft wie einen schlagartigen rasenden Kopfschmerz. Sehr oft sieht man auch Lähmungen, so daß man Schwierigkeiten haben wird, die Subarachnoidalblutung von einem Schlaganfall zu unterscheiden.

Unter der Bezeichnung Schlaganfall können sich also verschiedene Erkrankungen verbergen. Mit der Bezeichnung Schlaganfall ist ja zunächst auch nichts anderes gemeint als eine plötzlich einsetzende Lähmung. Auch die Übersetzung des Wortes Schlaganfall in die griechische Sprache (= *Apoplexie*) macht den Sachverhalt nicht klarer. Wenn bei einem älteren Menschen schlagartig eine Halbseitenlähmung *(Hemiparese)* auftritt, so ist zunächst daran zu denken, daß es sich um eine plötzliche Minderdurchblutung eines Hirnbezirks handelt. Der zeitweilig oder auch für dauernd von der Blutversorgung abgeschnittene Hirnteil verändert sich und zeigt eine Erweichung, das heißt ins Griechische übersetzt: *Encephalomalazie*. Seltener ist eine *Massenblutung in das Hirngewebe*. In beiden Fällen ist die neurologische Symptomatik meist durch die Beteiligung der sogenannten *inneren Kapsel* bestimmt. Es handelt sich, wie aus der Anatomie bekannt ist, um einen Hirnbezirk, durch den die Pyramidenbahn zieht. Wenn die gleichen neurologischen Symptome bei einem jüngeren Menschen auftreten, so ist eher an eine *Embolie einer Hirnarterie* zu denken, die besonders bei Herzkranken auftreten kann. Eine schlagartig auftretende Hemiparese kann auch durch einen Tumor verursacht werden, in den es hineingeblutet hat. **Jedenfalls ist ein Schlaganfall nicht einfach als eine Alterserscheinung zu betrachten, die man als schicksalhaftes Ereignis hinnehmen muß.** Besonders bei jüngeren Menschen ist daran zu denken, daß andere Krankheitsprozesse als eine Massenblutung oder

eine Encephalomalazie Ursache dieser plötzlich aufgetretenen Hemiparese sein können. Man muß also in solchen Fällen geeignete diagnostische Maßnahmen einsetzen, am ehesten wohl EEG und Arteriographie.
Es wäre aber falsch, wenn man annähme, der Schlaganfall wäre das einzige Zeichen einer Durchblutungsstörung des Gehirns. Vielmehr können viele andere neurologische oder auch seelische Störungen von einer Krankheit der Hirngefäße verursacht sein. Solche Erkrankungen der Hirngefäße sind mehr allgemeiner Natur, am bekanntesten ist die bei manchen älteren Menschen einsetzende *Arteriosklerose*.
Es gibt viele von der Durchblutung abhängige Krankheiten des Hirns und demgemäß ist auch die Behandlung verschieden. Bei denjenigen gefäßbedingten Störungen, die einen gesteigerten Schädelinnendruck hervorrufen, wird eine chirurgische Behandlung notwendig sein. Handelt es sich um eine allgemeine Erkrankung so sind durchblutungsfördernde Medikamente notwendig. Es kann aber auch vordringlichste Aufgabe sein, Herz und Kreislauf zu behandeln, wobei dann oft der Facharzt für innere Krankheiten als Ratgeber in Anspruch genommen wird.

6. Verletzungen des Gehirns

Durch die knöcherne Kapsel ist das Gehirn vor der Einwirkung äußerer Gewalt gut geschützt, trotzdem kommt es bei erheblicher Gewalteinwirkung zur Schädigung des Hirns. Wir nennen eine Verletzung auch in den übrigen Fächern der Medizin ein *Trauma,* also reden wir hier von einem *Hirntrauma* oder sagen auch, eine Störung sei *traumatisch* bedingt. Die Gewalteinwirkung kann zur Eröffnung der Schädelkapsel führen, dann liegt das Hirn und seine Häute offen. Wir sprechen dann von einer *offenen Hirnverletzung*. Es versteht sich, daß eine solche Verletzung immer ernst ist und daß sie auch Entzündungserregern Gelegenheit bietet, sich auf Hirn oder Hirnhäuten anzusiedeln. Glücklicherweise kommen solche offenen Schädelverletzungen seltener vor. Häufig dagegen ist der Bruch der Schädelkapsel ohne Eröffnung. Bei diesen Schädelbrüchen sind zwei Gruppen zu unterscheiden. Es kann ein Einbruch eines Knochenstückes geschehen sein. Wir nennen das eine *Impressionsfraktur*. Diese ist chirurgisch zu behandeln, wenn das eingebrochene Knochenstück auf Hirnhaut oder Hirn Druck ausübt. Bei der anderen Gruppe ist keine chirurgische Therapie notwendig, außer es ist zu der von uns erwähnten Liquorfistel gekommen. Die Röntgenaufnahme des Schädels spielt bei der Erkennung von Schädelbrüchen eine große Rolle.
Wenn bei einem Schädelbruch keine Liquorfistel oder ein Impressionsbruch geschehen ist, so gibt der Schädelbruch selbst keinen Anlaß für ärztliches Eingreifen. Dem Laien imponiert ein Schädelbruch sehr. Er weiß nicht, daß die Mitbeteiligung des Hirns viel wichtiger ist als der Bruch des Schädelknochens. Und es ist nicht selten, daß schwere Schädigung des Hirns durch äußere Gewalteinwirkung stattgefunden hat, ohne daß sich ein Schädelbruch ereignete. Es gibt zwei Möglichkeiten der Hirnschädigung durch Gewalteinwirkung. Die eine nennen wir *Hirnerschütterung (Commotio cerebri)* und die andere heißt *Contusio cerebri* oder *Hirnquetschung*. Unter Commotio cerebri verstehen wir eine Schädigung, die keine bleibenden Folgen hinterläßt und nur in einem vorübergehenden Aussetzen der Hirntätigkeit besteht. Mit Contusio cerebri ist eine Hirnquetschung gemeint. Die Hirnquetschung heilt mit einer Narbe aus, sie hinterläßt langdauernde Folgeerscheinungen. Manchmal entsteht auch ein Dauerschaden durch Hirnquetschung. Zunächst sind

Commotio und Contusio nicht immer zu unterscheiden, denn die Reaktion des Hirns auf jede schwerere Gewalteinwirkung besteht in einer Bewußtlosigkeit oder Benommenheit. Wenn die Bewußtlosigkeit mehrere Stunden anhält, ist eine Contusio cerebri zu befürchten. Wenn sich an die Bewußtlosigkeit eine *hirnorganische Wesensänderung* (siehe Studienbuch der Psychiatrie) oder gar eine *Contusionspsychose* anschließt, so ist eine Contusio mit Sicherheit anzunehmen. Sichere Zeichen einer Hirnquetschung sind auch neurologische Symptome wie z.B. Lähmungen. Für die Dauer der Bewußtlosigkeit fehlt dem Patienten die Erinnerung. Wir bezeichnen diesen Zustand als *Amnesie*. Das ist nicht so verwunderlich, denn der Kranke konnte ja während der Zeit der Bewußtlosigkeit keine Wahrnehmungen und Erfahrungen machen. Merkwürdiger ist es schon, daß auch die Zeit vor dem Unfall wie ausgelöscht zu sein scheint. Wir nennen diese zurückreichende Erinnerungslosigkeit eine *retrograde Amnesie*. Kurzdauernde Bewußtlosigkeit und retrograde Amnesie haben also auch Patienten mit einer Commotio. Oft kommen andere Zeichen wie Erbrechen oder *Nystagmus* hinzu,

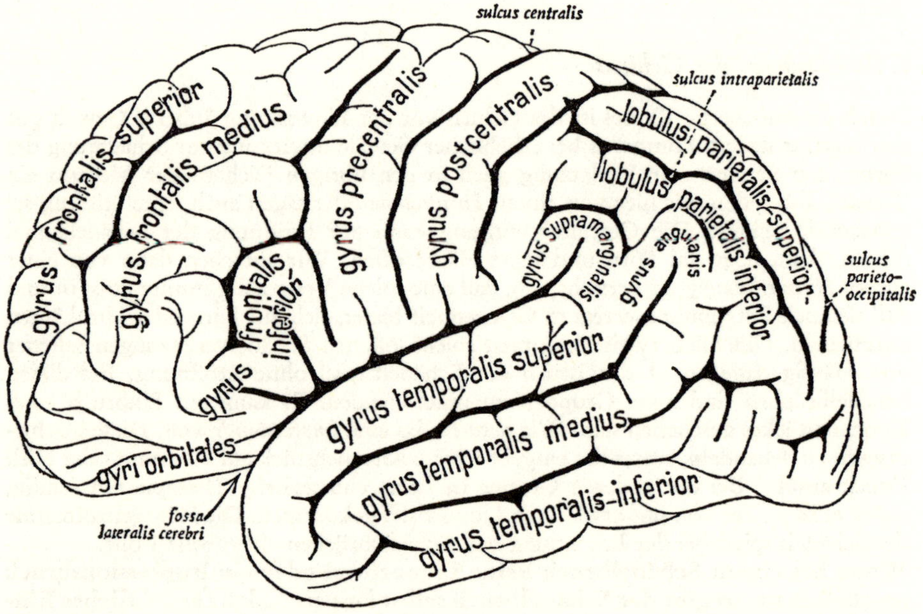

Abb. 10: Seitenansicht des Großhirns (aus *Sobotta-Becher*). Man sieht die komplizierte Gestaltung der Hirnwindungen und Furchen. Um die Zentralfurche (Sulcus centralis) sind vordere und hintere Zentralwindung gelagert.

über Kopfschmerzen klagen die Patienten gewöhnlich erst später. Die Behandlung einer Commotio besteht in Bettruhe und in der Verabreichung von Medikamenten gegen die störenden Symptome wie etwa Kopfschmerz oder Erbrechen. Die Behandlung einer Contusio kann sehr unterschiedliche Anforderungen stellen. Wenn eine Contusionspsychose oder eine stärkere hirnorganische Wesenänderung vorhanden ist, muß der Patient in psychiatrische Behandlung überwiesen werden.

7. Vergiftungen und Stoffwechselstörungen des Gehirns

Vergiftungen des Hirns kommen am häufigsten durch Alkohol oder durch Medikamente vor. Stoffwechselstörungen, bei denen das Hirn in Mitleidenschaft gezogen wird, sind das Coma diabeticum, die Urämie bei Nierenversagen oder auch das Koma bei schweren Leberkrankheiten. Durch Vergiftung und Stoffwechselstörung wird das gesamte Hirn betroffen, und es ist nicht verwunderlich, daß es in seiner Gesamtheit mit Bewußtseinstrübung oder auch mit Krampfanfällen reagiert. Als Folge chronischer Vergiftungen entstehen auch körperlich begründbare Psychosen, die im Studienbuch der Psychiatrie beschrieben sind. Die Behandlung hängt ganz von der Grundkrankheit ab.

8. Erkrankungen des Großhirns

Das Großhirn ist in zwei Hälften *(Hemisphären)* unterteilt, die durch den Balken miteinander verbunden sind. Die beiden Hemisphären sind für je eine Körperhälfte verantwortlich, und zwar für die gegenüberliegende Körperhälfte. Das erklärt sich durch die Kreuzung der großen Bahnen, insbesondere der Pyramidenbahn. **Die beiden Hemisphären sind nicht gleichwertig, eine ist die führende. Bei den meisten Menschen ist das die linke Hemisphäre.** Daher sind die meisten Menschen mit der rechten Hand und meist auch mit dem rechten Bein geschickter als mit den linksseitigen Gliedern. Die Oberfläche des Hirns ist durch Windungen und Furchen unterteilt (s. Abb. 10). Die so sehr wichtige Pyramidenbahn hat ihren Ursprung in bestimmten großen Nervenzellen, die in der Hirnwindung gelagert sind, die vor der Zentralfurche liegt. Hinter dieser Zentralfurche liegt eine Windung, deren Zellen für die Wahrnehmung der Empfindungen da sind. Auf jeder dieser Windung ist gewissermaßen eine Körperhälfte abgebildet. Diese Abbildung erfolgt jedoch so, daß der Kopf unten und die Füße oben liegen. Es ist für den Nervenarzt sehr wichtig, diese Zuordnungen zu kennen. Die schon von uns bei den Hirnnerven besprochenen Funktionen des Riechens, Hörens und Sehens werden ebenfalls auf bestimmten Bezirken der Hirnrinde lokalisiert. Die Sehbahn endet in einem Teil des Hinterhauptslappens, der daher Sehrinde genannt wird. Die Hörbahn endet in einem Bezirk des Schläfenlappens. Wichtig ist auch noch ein Rindenbezirk des Stirnlappens, der nur in einer, nämlich der führenden Hirnhälfte angelegt ist. Er schließt sich unmittelbar an die vordere Zentralwindung an. Es handelt sich hier um das sogenannte *Brocasche Sprachzentrum.* Wenn es durch Krankheit ausfällt, resultiert daraus eine Sprachstörung, die wir *Aphasie* nennen. Oft tritt diese Sprachstörung zusammen mit einer Lähmung der Gliedmaßen auf. Beim Rechtshänder also ist Aphasie und rechtsseitige Halbseitenlähmung oft miteinander gekoppelt, beim Linkshänder ist es umgekehrt. Man hat auch versucht, seelische Gegebenheiten wie Bewußtsein oder gar Persönlichkeit und Charakter auf bestimmte Hirnbezirke zu beziehen. Das ist aber bis heute unsicher geblieben und diejenigen Hirnkarten, die eine solche Zuordnung dennoch vornehmen, sind mit großer Zurückhaltung zu betrachten.
Wie wir es von früheren Kapiteln zu tun gewohnt sind, wollen wir auch hier an einem Krankheitsfall die Symptome einer Erkrankung des Großhirns kennenlernen.

Die 29jährige Hausfrau, Frau S., konnte bei der Klinikaufnahme selbst keine verwertbaren Angaben zur Vorgeschichte machen. Sie war nur in der Lage einige Wörter wie: „ja", „nein" oder „ach Mensch" hervorzubringen. Dabei war es aus ihrem Mienenspiel und Verhalten zu sehen, daß sie bei klarem Bewußtsein war und daß sie offenbar alles verstand. Der Ehemann unserer Patientin gab an, daß Frau S. vier Monate zuvor eine Fehlgeburt gehabt hatte. Zunächst schien alles in Ordnung zu sein. Dann aber beobachtete der Mann einen Zustand, den er folgendermaßen schilderte. „Abends beim Kartenspielen fiel sie um. Der rechte Arm und das rechte Bein zuckten. Zuerst war ein Aufschrei. Sie war nicht ansprechbar. Nach zwei Minuten war alles vorbei. Das hat sich dann nach zwei Monaten wiederholt. Hinterher wußte sie nicht, daß etwas passiert war." Nach dem letzten Anfallszustand konnte die Patientin nicht mehr sprechen, der rechte Arm und das rechte Bein waren gelähmt.

Der Befund zeigte eine Halbseitenlähmung rechts mit erhöhtem Tonus und gesteigerten Reflexen. Der Babinskische Reflex war auf der rechten Seite auszulösen. Gehen konnte die Patientin nur mit Unterstützung. Wie schon beschrieben, konnte sie nur einige kurze Wörter äußern. Daß sie aber alles verstand, merkte man z.B. daraus, daß sie auf die Uhr oder auf die Tür blickte, wenn man sie dazu aufforderte. Auch ihr Mienenspiel paßte zu dem, was in ihrer Umgebung besprochen wurde. Schreiben konnte die Patientin ebensowenig wie sprechen.

Nach der Vorgeschichte mußte man am ehesten an eine Hirnembolie denken, und es zeigte sich dann auch bei der Carotisangiographie ein Abbruch eines großen Astes der Carotis interna. Offenbar bestand bei der jungen Frau die Neigung zu Embolien, denn nachdem schon eine weitgehende Besserung der neurologischen Symptomatik erreicht worden war, trat eine Lungenembolie auf, die die Verlegung in die Medizinische Klinik notwendig machte.

Wir wollen den Krankheitsfall dieser jungen Frau aber nicht hauptsächlich auf die Verursachung hin untersuchen – wir haben über die verschiedenen Ursachengruppen von Hirnerkrankungen bereits gesprochen –, hier soll vielmehr geklärt werden, welche neurologischen Zeichen bei einer Hirnerkrankung zu erwarten sind. Nun sind die neurologischen Symptome sehr verschieden je nach der Lokalisation eines Krankheitsprozesses. Eine Störung der Sehrinde wird einen Gesichtsfeldausfall oder bei beidseitiger Zerstörung sogar Blindheit hervorrufen. Und es gibt viele andere für den Nervenarzt sehr wichtige Zuordnungen von Symptomen zu bestimmten Stellen des Hirns. Unsere Patientin zeigte jedoch die neurologischen Symptome, welche am häufigsten und wichtigsten sind. Über die Anfallszustände werden wir in einem späteren Kapitel sprechen. Wir sehen zunächst eine Pyramidenbahnschädigung, die alle Zeichen aufweist, die wir schon bei den im Rückenmark erfolgten Pyramidenbahnschädigungen kennengelernt haben: erhöhter Tonus (Spastik) der gelähmten Muskeln, Steigerung der Eigenreflexe und positiver Babinskischer Reflex. **Neuartig ist nur die Verteilung der Lähmungen. Wir sehen hier eine Halbseitenlähmung** *(Hemiparese)*. **Das ist tatsächlich der häufigste Lähmungstyp bei Schädigungen der Pyramidenbahn im Hirn.** Es kommt allerdings auch vor, daß nur ein Arm oder ein Bein von der Lähmung betroffen ist, wenn nämlich der Zerstörungsbezirk so klein war, daß nur die für ein Glied verantwortlichen Zellen oder Bahnen außer Funktion gesetzt sind. Es gibt sogar Krankheitsprozesse, meist sind das Tumoren, die von oben auf beide vordere Zentralwindungen drücken, so daß auf diese Weise eine Lähmung entsteht, die der Querschnittslähmung ähnlich sein kann. Aber alle diese Lähmungsarten sind weitaus seltener als die Hemiparese. Wegen der Kreuzung der Pyramidenbahnen ist die Hirnschädigung in derjenigen Hirnhälfte zu suchen, die der gelähmten Körperhälfte gegenüber liegt. Eine Ausnahme von dieser Regel entsteht dann, wenn die Schädigung unterhalb der Pyramidenbahnkreuzung erfolgt ist. Unsere Patientin konnte wegen ihrer Sprachstörungen keine genügende Auskünfte geben. Es blieb daher ungewiß, ob eine Gefühlsstörung bei ihr vorhanden war oder nicht. Oft sind die durch eine Halbseitenlähmung betroffenen Glieder unempfindlich oder unterempfindlich *(hypästhetisch)*. Das ist nicht schwer zu verstehen, wenn man bedenkt, daß vordere und hintere Zentralwindung dicht nebeneinander liegen und daß ein Krankheitsprozeß, der eine von beiden erfaßt, leicht auf die andere übergreifen kann.

Die Zukunftsaussichten einer solchen Lähmung, die wegen ihres Ursprungsortes im Hirn (Cerebrum) auch *zerebrale Lähmung* genannt wird, sind je nach Art der Krankheit ganz verschieden. Über die Behandlungsmöglichkeiten haben wir bereits gesprochen. **Ganz allgemein kann man jedoch sagen, daß das Hirn einen Schaden besser ausgleichen kann als das Rückenmark.** Zusätzlich zur medikamentösen oder auch operativen Behandlung der Ursachen einer Hemiparese ist oft eine Übungstherapie zu verordnen. Da die gelähmten Glieder bei der zerebralen Hemiparese meist spastisch gelähmt sind, kommt es je nach Stärke der Muskelgruppen zu einer charakteristischen Haltung der gelähmten Glieder. Der gelähmte Arm ist gebeugt und angewinkelt, das gelähmte Bein ist gestreckt. Dieses gestreckte Bein kann beim Gehen nicht richtig durchgeschwungen werden, weil es im gestreckten Zustand zu lang ist. Es ist eine wichtige heilgymnastische Aufgabe, einem solchen Patienten zu einem einigermaßen ausgewogenen Gang zu verhelfen.

Unsere Patientin zeigt aber zusammen mit der rechtsseitigen Hemiparese ein weiteres sehr auffälliges Symptom. Aus der Anamnese konnte man erfahren, daß Frau S. Rechtshänderin war. Wir wissen also, daß ihre linke Hirnhälfte die führende war. Mit der Störung der Pyramidenbahn ist es bei Frau S. auch zu einer *Aphasie* gekommen. Unsere Patientin war nur noch fähig, gewisse Restwörter hervorzubringen wie: „Ach“ oder „ja“ und „nein“ oder auch „guten Tag“ und „auf Wiedersehen“. Wenn ein Mensch nicht mit uns spricht, kann das verschiedene Ursachen haben. Er könnte vielleicht unsere Sprache nicht verstehen. Vielleicht ist er auch seelisch so verändert, daß er jeden menschlichen Kontakt ablehnt und deswegen nicht spricht. Im Studienbuch der Psychiatrie ist ein solches Verhalten unter der Bezeichnung Stupor beschrieben worden. Beides kam aber bei unserer Patientin nicht in Frage, denn aus der Anamnese erfuhren wir ja, daß sie unsere Sprache sprechen konnte und aus ihrem freundlichen Lächeln und aus ihrer bereitwilligen Mitarbeit bei der Untersuchung konnte man deutlich sehen, daß sie keineswegs den Kontakt mit uns ablehnte. Offensichtlich verstand sie die an sie gerichtete Aufforderungen. Sie konnte also nur nicht ihre Gedanken, Vorstellungen und Wünsche in Worten ausdrücken. Wir nennen eine solche Störung *Aphasie*. Die Aphasie muß also von einer nur undeutlichen und schwer verständlichen Sprache, die wir als *Dysarthrie* kennengelernt haben, unterschieden werden. Sehr oft ist mit der Aphasie auch die Unfähigkeit zu schreiben verbunden, die wir *Agraphie* nennen. Unsere Patientin konnte also die Verständigungsschwierigkeiten nicht dadurch umgehen, daß sie ihre Wünsche aufschrieb. Es gibt verschiedene Formen der Aphasie und es gibt verschieden starke Ausprägungen dieser Störung. Unsere Patientin konnte zunächst fast überhaupt kein Wort hervorbringen. Als sich die Störung zurückbildete, sprach sie kurze Sätze mit aneinandergereihten Wörtern, etwa so wie man sie auf einem Telegramm verwenden würde. Daher hat man auch von einem Telegramm-Stil gesprochen, um diese Art der Sprache von aphasischen Patienten zu kennzeichnen. Eine leichte Störung der Sprache wird durch die *amnestische Aphasie* verursacht. Amnestisch ist ein griechisches Wort und heißt soviel wie Fehlen des Gedächtnisses. Den Patienten fällt das passende Wort nicht ein. Die Lehre von den Aphasien ist eines der schwierigsten Kapitel in der Neurologie. Wir wollen hier die vielen feinen Unterscheidungen, die von manchen Ärzten getroffen werden, außer acht lassen. Zwei Typen der Aphasie sind für uns wichtig, man hat sie *motorische* und *sensorische Aphasie* genannt. Wir wollen uns nicht um die dahinter verborgene Theorie kümmern. **Für den Umgang mit den Kranken muß man aber wissen, daß einige Patienten mit Aphasie gar nicht oder wenig sprechen, aber gut verstehen, was man ihnen sagt.** Diese ordnet man am ehesten zur motorischen Aphasie. **Andere Kranke reden viel, aber es sind unverständliche Wortbrocken, die sie vorbringen, man versteht sie also nicht gut. Wichtig ist, daß diese Kranken auch selbst schlecht verstehen, was man ihnen sagt.** Diese Form der Sprachstörung gehört am ehesten zur sensorischen Aphasie.

Manche Patienten haben neben der Aphasie und Agraphie eine weitere Störung, die man kennen sollte. Man versteht den Patienten dann besser und tut ihm nicht unrecht, indem man ihn für dumm oder ungeschickt hält. Wie die Kranken ihre Vorstellungen nicht in Worte kleiden können, wenn sie an einer Aphasie leiden, so gibt es auch Kranke, die ihre Absichten nicht in Handlungen vollziehen können. Man nennt das eine *Apraxie*. Man sieht etwa, wie ein solcher Kranker einen Löffel oder eine Schüssel auf eine höchst ungeschickte Art anfaßt. Er kommt mit dem Essen nicht zurecht und verhält sich bei einem Versuch den Schrank aufzuschließen so, als ob er das noch nie gekonnt hätte. Aphasie und Apraxie können miteinander auftreten. Die Verständigung mit dem Patienten ist in einem solchen Falle noch schwieriger, weil man nicht weiß, ob er den Auftrag verstanden hat und ihn wegen der Apraxie nicht ausführen kann, oder ob er den Auftrag wegen der Aphasie gar nicht begriffen hat. Bei unserer Patientin Frau S. kam eine Apraxie nicht in Betracht, weil die Gliedmaßen wegen der Hemiparese ohnehin nicht eingesetzt werden konnten.

Die Behandlung von Aphasie richtet sich ganz nach der Ursache. Man muß durch EEG, Arteriographie und Liquoruntersuchung zu klären versuchen, ob ein Tumor, eine Blutung oder eine Entzündung als Ursache anzunehmen ist. Zusätzlich zu der operativen oder medikamentösen Behandlung der Grundkrankheit gilt auch für Aphasie, Agraphie und Apraxie das, was wir schon zur Hemiparese bemerkt hatten. Geduldiges Üben mit dem Patienten ist sehr wichtig zur Wiedererlangung der verlorengegangenen Funktionen.

Kurzer Rückblick

Bei den Erkrankungen der Hirnnerven und des Gehirns sind viele verschiedenartige Krankheitszeichen zu beobachten. Überschaubar wird diese Vielfalt, wenn man die beiden Ziele der nervenärztlichen Untersuchung, Ort und Ursache der Krankheiten zu finden, ins Auge faßt. Die Art der neurologischen Symptome wird zunächst durch den Ort bestimmt, an welchem die Krankheit sich ausbreitet. Derselbe Krankheitsherd wird also am Sehnerven eine Sehstörung und am Gehörnerven eine Hörstörung verursachen. Man muß also die Funktion der Hirnnerven und auch die der Hirnteile kennen, um Rückschlüsse auf den Ort der Krankheit ziehen zu können. Die vordere Zentralwindung der

Großhirnhemisphären ist Ursprungsort der Pyramidenbahn, die hintere Zentralwindung ist der Ort, an welchem das Fühlen repräsentiert wird. Beschädigungen dieser Hirnteile haben Halbseitenlähmung (Hemiparese) und halbseitige Gefühlsstörung zur Folge. Wegen der Kreuzung der großen Nervenfaserbahnen ist der Schaden gewöhnlich in der Hirnhälfte zu suchen, die der gestörten Körperhälfte gegenüberliegt. Von den beiden Hirnhälften ist eine die führende. Beim Rechtshänder ist es die linke. Die Beschädigung dieser führenden Hemisphäre kann den Verlust des Sprechvermögens bedingen. Dieser Sprachverlust heißt Aphasie. Es kommt auch eine Störung der Handlungsfähigkeit vor, die Apraxie heißt. Die Ursachen aller dieser Symptome müssen durch Anamnese, neurologische Untersuchung und Spezialmethoden aufgedeckt werden. Der Ort der Erkrankung muß zuerst festgestellt sein, sonst wüßte man nicht, wo und mit welchen Spezialmethoden man nach der Krankheitsursache suchen sollte. Die Krankheitsursachen gehören in die großen Ursachengruppen Tumor, Trauma, Entzündung, Durchblutungsstörung, Vergiftung und Stoffwechselstörung. Die Behandlung richtet sich nach den Ursachen, für eine operative Behandlung ist es jedoch auch wichtig den Ort des Krankheitsherdes genau zu kennen.

9. Krankheiten des Kleinhirns

Das Kleinhirn ist eine Zentrale zur Regelung des Körpergleichgewichts, zur Abstimmung der Bewegungen und auch zur Beeinflussung des Muskeltonus. **Daher sind Schäden des Kleinhirns nicht Ursache für Lähmungen oder Gefühlsstörungen, wohl aber für Störungen des Gleichgewichts, der Feineinstellung von Bewegungen und des Muskeltonus.** Das Kleinhirn hat enge Beziehungen zum Innenohr. *Nystagmus* ist daher bei Kleinhirnerkrankungen häufig. Ein wichtiges Symptom von Kleinhirnerkrankungen ist auch die *Ataxie.* Diese äußert sich in Gangunsicherheit. Man kann sie auch bei besonderen Geschicklichkeitsprüfungen in der neurologischen Untersuchung nachweisen, z.B. beim Gehen wie ein Seiltänzer, beim Stehen auf einem Bein oder auch beim längeren Stehen mit geschlossenen Augen. Bei Kleinhirnerkrankungen ist auch die Fähigkeit vermindert, schnelle Bewegungen aufeinander folgen zu lassen, z.B. die Faust schnell zu öffnen und wieder zu schließen oder mit den Händen schnelle Drehbewegungen zu machen. Wir nennen diese Störung *Dysdiadochokinese.* Auch die Sprache ist bei manchen Kleinhirnerkrankungen merkwürdig abgehackt, was man *skandierende* Sprache nennt. Wir haben das schon bei der Polysklerose besprochen, die ja sehr häufig auch das Kleinhirn gefällt. Die Bewegungsstörungen der Gliedmaßen äußern sich bei Patienten mit Kleinhirnerkrankungen auch im Vorbeizeigen bei Zielübungen und in einem merkwürdigen Wackeln der Gliedmaßen vor Erreichen des Ziels, was mit der Bezeichnung *Intentionstremor* ausgedrückt wird. Manchmal findet man bei Kleinhirnerkrankungen Zwangshaltungen des Kopfes. Neben der Ataxie beobachtet man oft einen herabgesetzten Tonus der Muskeln.

Die Ursachen für Kleinhirnerkrankungen entstammen den großen Ursachengruppen, die wir schon kennengelernt haben. Am häufigsten wird man wohl Kleinhirnstörungen innerhalb einer Polysklerose finden. Auch Geschwülste des Kleinhirns gehören zu den häufigeren Ursachen. **Eine der Ursachengruppen von Erkrankungen des Nervensystems ist die Gruppe der degenerativen Krankheiten. Es gibt solche Krank-**

heiten an den peripheren Nerven, im Rückenmark, im Kleinhirn und Großhirn. Oft ergreifen degenerative Erkrankungen auch mehrere Teile des Nervensystems. So befällt eine der bekanntesten degenerativen Erkrankungen, die *Friedreichsche Ataxie* nicht nur das Kleinhirn und die zum Kleinhirn führenden Bahnen, die Krankheit greift auch stets auf die Pyramidenbahnen über. Die degenerativen Krankheiten sind mehr oder minder deutlich in ihrem Erbgang innerhalb der Familien der Kranken zu verfolgen. Man hat die Tatsache der Erblichkeit schon in einigen Krankheitsbezeichnungen ausgedrückt. So spricht man von einer *zerebellären Heredoataxie*. Hereditär heißt erblich, cerebellum bedeutet das Kleinhirn. Einen solchen Erkrankungsfall wollen wir kennenlernen.

Die 27jährige Hausfrau, Frau R., suchte die Klinik auf, weil sie in den letzten Monaten so unsicher beim Gehen geworden war. Seit einem halben Jahr fiel ihr auf, daß sie manchmal beim Gehen schwankte. Die junge Frau äußerte die Sorge, es könne ihr genauso gehen wie ihrer Mutter. Diese sei vor 15 Jahren an einer Lungenentzündung gestorben. Auch sie sei beim Gehen unsicher gewesen. Sie habe sich in den letzten Lebensjahren nur mühsam fortbewegen können, wobei sie sich immer an Gegenständen habe festhalten müssen. Ein Onkel, ein Bruder der Mutter, habe in den letzten Lebensjahren überhaupt nicht mehr gehen können und sei im Rollstuhl gefahren. Er verstarb mit 54 Jahren.
Der Befund bei unserer jungen Patientin war nicht sehr auffällig. Man fand eine allgemeine Tonuserniedrigung der Muskeln. Bei den Zielversuchen sah man Unsicherheit, Vorbeizeigen und Intentionstremor. Der Gang war eckig und unbeholfen aber noch nicht schwer gestört. Die Spezialuntersuchungen ergaben keine auffälligen Befunde. Beim Nachsehen im Krankenblattarchiv fand sich dann das Krankenblatt der Mutter unserer Patientin, die vor mehr als 20 Jahren in der Klinik behandelt worden war. Die Mutter unserer Patientin hatte eine Ataxie, die sich im Verlauf mehrerer Jahre zur völligen Gehunfähigkeit steigerte. Der Onkel unserer Patientin war ebenfalls von den Ärzten der Klinik untersucht worden. Er hatte eine ähnliche Gangstörung, außerdem war bei ihm ein Nystagmus beobachtet worden. Man mußte die zur Zeit noch nicht sehr erheblichen Störungen der Patientin daher als ernst ansehen. **Leider ist eine ursächliche Therapie bei den meisten degenerativen Krankheiten noch nicht bekannt.** So mußte man sich bei der Patientin auf eine allgemein kräftigende Behandlung und heilgymnastische Übungen beschränken.

10. Erkrankungen des extrapyramidalen Systems

Extrapyramidal heißt außerhalb der Pyramidenbahn. Dieses System wird also in einen Gegensatz gestellt zu der Pyramidenbahn, von der wir nun bereits mehrfach gehört haben. Die Pyramidenbahn ist verantwortlich für die willkürlichen Bewegungen, **das extrapyramidale System regelt die unwillkürlichen Bewegungen und auch den Spannungszustand der Muskeln (den Tonus).** Anatomisch gehören zu diesem System die großen Stammganglien *(Nucleus caudatus, Putamen, Globus pallidus, Nucleus ruber, Substantia nigra)*, Verbindungen bestehen zum Kleinhirn und auch zu den Vorderhornzellen des Rückenmarks. Bei Erkrankungen des extrapyramidalen Systems fallen unwillkürliche Bewegungen weg, es treten andere ebenso dem Willen des Kranken nicht unterworfene Bewegungen auf. Außerdem ist der Tonus der Muskeln erniedrigt

oder gesteigert. Diese Steigerung des Tonus ist noch anders beschaffen als die Tonuserhöhung, welche bei einer Schädigung der Pyramidenbahn auftritt. Wir nennen die Tonussteigerung bei extrapyramidalen Störungen *Rigor*.
Die häufigste Erkrankung des extrapyramidalen Systems ist 1817 von dem englischen Arzt Parkinson beschrieben worden. Man hat sie nach dem Namen dieses Arztes benannt und spricht von *Parkinsonscher Krankheit* oder auch von *Parkinsonismus*. Parkinson selbst hatte bemerkt, daß in den Familien einiger seiner Patienten die Krankheit häufiger vorkam als sonst in der Bevölkerung. Und man hat bis heute Grund zu der Annahme, daß bei einigen Krankheitsfällen eine gewisse angeborene Bereitschaft für die Entstehung der Krankheit vorliegt. Diese Patienten erkranken im mittleren und höheren Lebensalter. Bei Menschen, die in noch höherem Alter Zeichen der Parkinsonschen Krankheit entwickeln, findet man oft keine erbliche Belastung. Man muß annehmen, daß die Alterungsvorgänge ihres Hirns, vielleicht auch die gestörte Hirndurchblutung eine Rolle beim Zustandekommen der Krankheit spielen. Nun kann man aber auch bei jüngeren Menschen die Zeichen des Parkinsonismus beobachten. Besonders häufig war das in den 20er und 30er Jahren dieses Jahrhunderts. Es stellte sich bald heraus, daß diese Kranken eine *Encephalitis lethargica* überstanden hatten. Das ist eine Viruskrankheit, welche damals ganz Europa in mehreren Seuchenzügen überquerte. Man nennt die nach der Enzephalitis entstandene Krankheit *postenzephalitischen Parkinsonismus*. Wenn die Zeichen der Krankheit sich unmittelbar an die virusbedingte Hirnentzündung anschlossen, die mit Fieber und Schlafsucht (daher der Name lethargica) einherging, so war es nicht schwer, Parkinsonismus und Enzephalitis in einen Zusammenhang zu bringen. Schwierigkeiten entstanden und entstehen bis heute, wenn die Enzephalitis unbemerkt wie eine banale Grippe abgelaufen war. Die Schwierigkeiten in der Zuordnung von Enzephalitis und Parkinsonismus vermehren sich noch dadurch, daß die extrapyramidalen Zeichen viele Jahre nach der Enzephalitis auftreten können. Man wird daher heute bei nicht wenigen Patienten die Ursache ihres Parkinsonismus nicht eindeutig feststellen können. Seltenere Ursachen für diese extrapyramidale Erkrankung sind Vergiftungen, Hirnverletzungen oder auch Tumoren. In den letzten Jahren ist eine Ursache für den Parkinsonismus neu hinzugekommen und so häufig geworden, daß man bei allen Patienten, besonders aber bei jüngeren Menschen auch immer daran denken sollte. **Extrapyramidale Bewegungsstörungen entstehen nämlich auch als Nebenwirkungen der heute überaus häufig verordneten Medikamente gegen Nervosität, Angst und Unruhe, die man Psychopharmaka nennt.**
Welches sind nun die Zeichen, an denen man den Parkinsonismus erkennen kann? Es ist eben schon von extrapyramidalen Bewegungsstörungen die Rede gewesen und tatsächlich sind Veränderungen in den Bewegungen (in der Motorik) des Kranken die wichtigsten und auffälligsten Symptome. Die unwillkürlichen Bewegungen werden seltener bei einem solchen Kranken. Das bemerkt man schon am Gesicht des Kranken, an seiner Mimik. Das Gesicht wirkt starr und zeigt nicht das Mienenspiel, wie wir es bei einem Gesunden zu sehen gewohnt sind. Man hat das ein *Maskengesicht* genannt. Der Eindruck des Maskengesichtes wird noch dadurch bestärkt, daß auch die Sekretion der Talgdrüsen und Schweißdrüsen krankhaft gesteigert ist, so daß solch ein Gesicht wie eingesalbt aussieht. Aus den Mundwinkeln läuft oft der Speichel, was den Patienten meist ganz besonders unangenehm ist. Die Bewegungen der Kranken sind langsam, sie gehen mit kleinen Schritten vornübergebeugt. Das bei jedem Gesunden zu sehende Mitpendeln der Arme beim Gehen bleibt aus. Besonders auffällig ist es,

wenn der Parkinsonismus auf einer Körperhälfte beginnt, was sehr häufig vorkommt. Dann sieht man den Arm der gesunden Seite noch mitpendeln, wogegen der andere Arm steif am Körper gehalten wird. Der Tonus der Glieder und auch des Nackens ist erhöht. Allerdings ist diese Tonuserhöhung von der schon bekannten spastischen Tonuserhöhung bei einer Pyramidenbahnschädigung zu unterscheiden. Wir sprechen bei extrapyramidalen Tonuserhöhungen von einem *Rigor*. Bei manchen Patienten steht dieser Rigor ganz im Vordergrund der Erscheinungen. Andere Patienten haben einen *Tremor* als auffälligstes Symptom. Der Tremor ist ein Zuviel an unwillkürlichen Bewegungen. Er kann, wie wir gleich in einer Falldarstellung sehen werden, über Jahre hinweg einseitig auftreten. Der Tremor besteht in einem feinen Hin und Her der Finger, des Unterarmes oder auch des Fußes, Beines und der Zunge. An den Fingern sieht der Tremor manchmal so aus, als wolle der Patient zwischen Daumen und Zeigefinger Münzen zählen oder Pillen drehen. **Dieser Tremor ist in Ruhe vorhanden. Greift der Patient nach einem Gegenstand, so hört der Tremor wenigstens anfangs ganz auf oder wird doch deutlich weniger.** Ist die gewollte Bewegung zu Ende, setzt er wieder ein. Das ist wichtig zur Unterscheidung von einem Zittern und Wackeln, wie wir es bei Kleinhirnerkrankungen gesehen haben. Wir sprachen da von einem *Intentionstremor,* weil dieser Tremor gerade bei Bewegungen besonders vor Erreichen des Zieles einsetzt oder stärker wird. Die Patienten werden oft durch Schmerzen in den Gliedmaßen, durch Kreuzschmerzen oder aber auch durch Kopfschmerzen gequält. Diese Beschwerden können jahrelang vorhanden sein, bevor Rigor und Tremor auftreten.

Wir wollen uns die Beschwerden und den Verlauf einer Parkinsonschen Krankheit durch eine Patientin schildern lassen: Die 1910 geborene Frau V. gab an: „1956 fing die rechte Hand an zu zittern, erst kamen die Schmerzen im Arm und dann kam das Zittern. Wenn es stark zittert, halte ich die andere Hand darauf. Man wird ja oft danach gefragt. Taktlose Leute wollen es genau wissen. Bei Bewegungen hört es ganz auf. Kaffee einschenken kann ich aber doch nicht. Wenn ich nämlich eine Kanne lange halte, fängt das Zittern wieder an. Manchmal zittert auch das rechte Bein. In den vergangenen 10 Jahren ist es vielleicht etwas schlimmer geworden. Rückenschmerzen und Schmerzen im rechten Ellenbogen sind manchmal stark. Laufen kann ich gut, darüber kann ich nicht klagen. Ich wohne allein, mein Sohn arbeitet außerhalb. Ich versorge den Haushalt selbst." Man sah bei der Patientin einen Tremor der rechten Hand und des rechten Unterarms. Der rechte Arm zeigte auch einen deutlichen Rigor, d.h. der Tonus der Muskeln dieses Armes war erhöht. Beim Gehen wurde der rechte Arm nicht mitbewegt, sonst war das Gehen aber nicht behindert. Tremor des rechten Beines sah man nur selten, Rigor war am rechten Bein nicht festzustellen. Bei Bewegungen verschwand der Tremor des rechten Armes und der rechten Hand. Schnelle und feine Bewegungen konnte Frau V. mit der rechten Hand nicht ausführen, obwohl sie mit rechts zu arbeiten gewohnt war. Die Beweglichkeit der linken Hand war überhaupt nicht gestört. Man erfuhr von Frau V., daß sie früher nie ernstlich krank war, daß aber zwei Geschwister ihres Vaters „auch das Zittern" gehabt hätten.

Man kann mehrere Dinge aus dieser Krankengeschichte lernen. Zunächst ist zu bemerken, daß es sich um einen leichten Fall und einen günstigen Verlauf handelt. Leider sind viele Patienten sehr viel stärker durch die Krankheitserscheinungen behindert.

Man kann aber damit rechnen, daß die meisten Patienten wie unsere Frau V. nicht in ihrem Wesen verändert sind, obwohl sie durch das fehlende Mienenspiel, durch den Tremor und die Langsamkeit ihrer Bewegungen aussehen als seien sie nicht mehr im Vollbesitz ihrer geistig-seelischen Fähigkeiten. Frau V. wies durch ihre Äußerungen darauf hin, daß sie sehr wohl bemerkt, wenn taktlose Mitmenschen sich neugierig ihren auffälligen Krankheitserscheinungen zuwenden. **In einer solchen Situation, wenn die Patienten also beobachtet werden, wird der Tremor meist noch stärker.** Das ist bei den anderen, noch zu erwähnenden extrapyramidalen Erkrankungen ebenso. Der Verlauf einer Parkinsonschen Krankheit ist, wie wir aus den Angaben unserer Patientin gesehen haben, langwierig. Die extrapyramidalen Störungen nehmen langsam zu, bleiben dann aber oft über viele Jahre bestehen, ohne daß weitere Verschlechterungen zu bemerken sind. Über die Behandlungsmöglichkeiten des Parkinsonismus wird am Schluß dieses Kapitels zu sprechen sein.

In einem gewissen Gegensatz zum Parkinsonismus steht eine andere extrapyramidale Erkrankung, welche nach dem amerikanischen Arzt Huntington benannt wird. Sie ist sehr viel seltener als die Parkinsonsche Erkrankung. Man nennt diese Krankheit *Chorea Huntington*. Oder man spricht wohl auch von einem Erbveitstanz. Der Name Chorea ist von dem griechischen Wort für tanzen abgeleitet und soll auf die unregelmäßigen zuckenden Bewegungen der Kranken hinweisen. Die Bezeichnung Veitstanz geht auf mittelalterliche Springprozessionen zu Ehren des heiligen Veit zurück, bei welchen die Teilnehmer heftige springende, tanzende Bewegungen ausführten. Die unwillkürlichen Bewegungen der Kranken mit einer Chorea sind zuckende Einzelbewegungen der Glieder oder auch der Gesichtsmuskeln. **Diese unwillkürlichen Bewegungen sind also nicht so regelmäßig wie der Tremor bei der Parkinsonschen Erkrankung.** Der Muskeltonus ist bei der Chorea Huntington meist erniedrigt. Schließlich ist auch der Verlauf dieser beiden Erkrankungen unterschiedlich. Die Chorea Huntington schreitet rascher fort als der Parkinsonismus und führt auch zu einer Änderung im Wesen der Kranken. Wegen dieser seelischen Störungen wurde sie bereits im Studienbuch der Psychiatrie besprochen, dort ist auch ein Krankheitsfall ausführlich dargestellt. Hinzuweisen ist noch einmal auf die eindeutig erblich festgelegte Entstehung der Chorea Huntington. Diese ist meist viel offenkundiger als beim Parkinsonismus, für den ja auch andere Entstehungsursachen in Frage kommen. **Man spricht bei der Chorea Huntington von einem dominanten Erbgang.** Jemand der an Chorea Huntington erkrankt ist, muß damit rechnen, daß 50% seiner Kinder ebenfalls diese Krankheit bekommen. Die übrigen 50% erkranken nicht und haben auch wieder gesunde Kinder. Es handelt sich hier um Angaben von Erkrankungswahrscheinlichkeiten, sie treffen nur auf so große Kinderzahlen zu, wie sie in einer Familie niemals erreicht werden. Daher können in der Einzelfamilie ganz andere Verteilungen von gesunden und kranken Kindern auftreten. Erschwert wird die Lage noch durch das *späte Manifestationsalter der Chorea Huntington*. Denn vor Erreichung des Manifestationsalters kann nicht entschieden werden, ob jemand die Krankheit bekommt oder nicht.

Von der Chorea Huntington muß die *Chorea minor* **unterschieden werden.** Die Chorea minor ist eine Folgeerscheinung des rheumatischen Fiebers. Sie tritt fast ausschließlich bei Kindern auf, wogegen die Chorea Huntington bevorzugt um das 25. bis 35. Lebensjahr in Erscheinung tritt. Die Chorea Huntington ist eindeutig erblich bedingt, was man von der Chorea minor nicht sagen kann. Der Verlauf der Chorea Huntington ist viel ungünstiger als der des Parkinsonismus und auch viel un-

günstiger als der Verlauf der Chorea minor. Die kleinen Patienten werden durch die Chorea minor zwar erheblich belastet, aber nach mehreren Wochen oder Monaten verschwindet die Krankheit ohne Folgen.
Es gibt weitere kleinere Gruppen von extrapyramidalen Bewegungsstörungen. Nicht immer ist eine Krankheit sicher in eine der genannten Gruppen einzuordnen, weil sie sowohl Züge der einen als auch Symptome der anderen Krankheit trägt. Die einfachste extrapyramidale Bewegungsstörung nennt man *Tic*. Sie besteht z. B. in einem schnellen Heben der Schultern, in einem kurzen Verziehen des Mundes. Es ist also gar nicht einfach einen *extrapyramidalen Tic* von einer Verlegenheitsbewegung oder einer Angewohnheit zu unterscheiden. Langsam drehende Bewegungen des Kopfes werden bei einer anderen extrapyramidalen Störung ausgeführt die man *Torticollis spasticus* oder *Schiefhals* nennt. Sind derartige Bewegungen auf Rumpf und Gliedmaßen ausgedehnt, spricht man von einer *Torsionsdystonie*. Langsam drehende Bewegungen besonders der Hände aber auch grimmassierende Bewegungen im Gesicht sieht man bei der *Athetose*. Derartige Bewegungsstörungen sind oft schon bei Kindern zu beobachten, was darauf hinweist, daß eine geburtstraumatische Schädigung als Ursache der Athetose häufig vorkommt. Besonders die Patienten mit athetotischen Bewegungsstörungen fallen durch ihre grimmassierenden und drehenden Bewegungen auf und man hält sie leicht für seelisch-geistig gestört. Das trifft aber nur selten zu.
Schließlich ist noch eine extrapyramidale Erkrankung zu besprechen, welche meist nach dem englischen Nervenarzt Wilson als *Wilsonsche Krankheit* bezeichnet wird. Diese Erkrankung ist selten, sehr viel seltener als der Parkinsonismus. **Daß wir sie in diesem kurzen Studienbuch trotzdem besprechen, liegt daran, daß man heute schon einige wichtige Entstehungsbedingungen dieser Krankheit kennt und daher auch eine besondere Behandlung durchführen kann.** Auch die Wilsonsche Krankheit ist eine erblich festgelegte Störung. Der Ausbruch der Krankheit (das Manifestationsalter) wird oft schon mit 12 bis 15 Jahren beobachtet. Manche Krankheitsbilder sehen dem Parkinsonismus ähnlich, man muß sich vor Verwechslungen hüten. Bei anderen ist der Tremor viel gröber und unregelmäßiger und er ist auch oft bei Bewegungen viel stärker, was beim Parkinsonismus ja gerade umgekehrt ist. **Man weiß heute, daß eine Störung des Kupferstoffwechsels die Hauptursache dieser Erkrankung ist.** Es wird zu wenig Kupfer ausgeschieden. Der Organismus lagert es in den Geweben ab. Bei einigen Patienten kann man einen Ring von grünlicher Farbe in der Hornhaut des Auges sehen *(Kayser-Fleischerscher Cornealring)*. Dieser Ring wird durch das in der Cornea abgelagerte Kupfer hervorgerufen. Man kann die Kupferausscheidung und den Kupfergehalt des Blutserums messen und in allen Verdachtsfällen wird man das tun. Man weiß auch, daß ein bestimmter Eiweißkörper im Blutserum nicht in ausreichender Menge oder Qualität zur Verfügung steht. Man findet im Rahmen dieser Krankheit auch Leberfunktionsstörungen, ja schließlich sogar Leberzirrhosen. Das Schicksal der Kranken wird dann durch die Folgen der Leberkrankheit bestimmt. Wichtig ist diese Krankheit, weil man sie als eine Stoffwechselstörung erkannt hat und weil man sie mit Aussicht auf Erfolg behandeln kann. Es sind zwei Maßnahmen für die Behandlung wichtig. Die erste besteht in der Einhaltung kupferarmer Diät und die zweite ist eine Behandlung mit bestimmten Medikamenten, welche die Kupferausscheidung des Organismus fördern.
Für die Wilsonsche Krankheit ist also eine ursächliche medikamentöse Behandlung vorhanden. Für die Parkinsonsche Krankheit sowie für die anderen extrapyramidalen Leiden gibt es auch eine medikamentöse Behandlung, wenngleich man nicht sagen

kann, daß es sich hier um ursächliche Therapie handelt. Man hat den Parkinsonismus zunächst mit *Atropin* behandelt und konnte dadurch Tremor, Rigor und Unbeweglichkeit günstig beeinflussen. **Heute stehen mehrere synthetische Mittel zur Verfügung,** die eine noch stärkere Wirkung als Atropin aufweisen. Diese kann man auch bei den anderen extrapyramidalen Bewegungsstörungen einsetzen, beim Parkinsonismus ist ihre Wirkung jedoch am besten. Bei geeigneten Fällen von Parkinsonismus oder bei anderen extrapyramidalen Leiden kann man heute eine gezielte Operation vornehmen, welche man *stereotaktische Operation* nennt. Es handelt sich um ein Verfahren, welches nur in einigen Spezialabteilungen ausgeführt wird. Mit Hilfe eines Zielgerätes wird eine Sonde in die Stammganglien eingeführt und es wird ein vorher genau berechneter kleiner Bereich davon verkocht oder auf andere Weise zerstört. Dadurch ist oft eine Besserung der Krankheit zu erzielen. Meist brauchen die Patienten im Anschluß an die Operation aber trotzdem noch eine unterstützende medikamentöse Behandlung. Bei allen extrapyramidalen Erkrankungen ist *heilgymnastische Übungsbehandlung* anzuraten. Diese ist hier wie bei kaum einem anderen neurologischen Leiden wichtig. Am besten sind auch hier die Erfolge beim Parkinsonismus. Es ist erstaunlich, wie beweglich und wie ermutigt ein fast unbeweglich erscheinender Patient durch eine geeignete Übungsbehandlung werden kann.

Kurzer Rückblick

Erkrankungen des Kleinhirns und des extrapyramidalen Systems haben keine Lähmungen zur Folge, trotzdem werden durch sie Bewegungsstörungen verursacht. Die Symptome der Kleinhirnerkrankungen sind: Ataxie, Herabsetzung des Muskeltonus, Ungeschicklichkeit bei schnellen Bewegungen, Zielwackeln (Intentionstremor) und Nystagmus.

Die extrapyramidalen Bewegungsstörungen lassen sich in mehrere Gruppen aufgliedern. Die wichtigste und größte Gruppe wird durch die Parkinsonsche Krankheit dargestellt. Die Zeichen dieser Krankheit sind: Rigor, Tremor, Verlangsamung der Bewegungen, Mangel an unwillkürlichen Bewegungen. Die Ursachen der Parkinsonschen Krankheit können in der Anlage des Hirns oder in Alterungsvorgängen begründet sein. Der Parkinsonismus ist häufig als Folgeerscheinung einer vor Jahren überstandenen Enzephalitis anzusehen. Heute sieht man den Parkinsonismus nicht selten als Nebenwirkung von Medikamenten. Die nächste Gruppe ist die Chorea. Hier sind zwei Krankheiten zu unterscheiden. Beide verursachen unregelmäßige zuckende Bewegungen, die von den Patienten nicht beherrscht werden können. Die Chorea minor befällt jedoch fast ausschließlich Kinder, sie ist eine Folge des rheumatischen Fiebers und heilt ohne Dauerschäden aus. Die Chorea Huntington dagegen wird bei Erwachsenen etwa um das 25. bis 35. Lebensjahr erstmals beobachtet. Sie ist eine Erbkrankheit. In ihrem Verlauf treten seelische Störungen auf. Kleinere Gruppen extrapyramidaler Bewegungsstörungen sind der Tic, der Torticollis, die Torsionsdystonie und die Athetose. Extrapyramidale Krankheiten werden mit Medikamenten und Heilgymnastik behandelt, auch operative Behandlung ist möglich.

11. Seelische Störungen bei Hirnkrankheiten

Bis heute ist es für uns rätselhaft, auf welche Weise Körper und Seele voneinander abhängig sind. Festhalten müssen wir jedoch an der Tatsache, daß Hirnkrankheiten nicht nur körperliche Störungen zur Folge haben wie etwa Lähmungen oder Gefühlsstörungen, sondern daß auch seelische Veränderungen durch sie bewirkt werden können. Wir haben bereits von Bewußtseinstrübung und Bewußtseinsverlust gehört. Auch die Aphasie greift in das Seelenleben des Patienten ein, wenn man hier auch noch sagen könnte, daß es sich nur um den Ausfall eines Werkzeugs für das seelische Leben handelt. Jedenfalls ist die Aphasie noch als eine umschriebene besondere Störung aufzufassen, wogegen wir jetzt eine Veränderung des gesamten Seelenlebens besprechen müssen, die sehr häufig Folge von Hirnkrankheiten ist. **Das gesamte Wesen eines Menschen kann sich durch eine Hirnkrankheit vorübergehend oder auch dauernd ändern.** Wir sprechen daher von einer Wesensänderung. Um zu kennzeichnen, daß diese Wesensänderung durch eine Erkrankung des Hirns verursacht ist, nennen wir sie eine *hirnorganische Wesensänderung*. Manche Ärzte sprechen auch von einem *hirnorganischen Psychosyndrom*, was gleiches besagen soll. Diese seelische Veränderung umfaßt Denken, Fühlen und Wollen. Kranke mit einer hirnorganischen Wesensänderung klagen daher oft über Erschwerung des Denkens und über Konzentrationsmangel, oder sie leiden auch unter Gedächtnisstörungen. Meist sind die Gedächtnisstörungen so beschaffen, daß frühere Ereignisse im Erinnerungsbesitz verbleiben, daß neue Erfahrungen aber nicht mehr oder nur unvollkommen festgehalten werden. Die Stimmung solcher Kranker ist oft unangemessen heiter. Wir nennen diese Stimmungslage euphorisch *(Euphorie)*. Diese Euphorie paßt meist sehr schlecht zu der ernsten Grundkrankheit. Solche Patienten können nicht einsehen, daß sie schwer krank sind, auch sonst ist ihr Kritikvermögen manchmal vermindert, so daß sie ihre Situation völlig falsch einschätzen. **Daraus ergibt sich, daß man auf solche Kranke besonders sorgfältig achten muß.** Die Stimmungslage kann unvermittelt wechseln. Die *Affekte* wie Zorn oder Trauer kann ein solcher Kranker nicht mehr beherrschen, wie er das früher gewohnt war. Wir nennen das eine *affektive Steuerungsschwäche*. Die Kranken leiden meist selbst erheblich unter dieser Steuerungsschwäche. Es tut ihnen leid, daß sie so leicht aufbrausen und dadurch ihren Angehörigen Schwierigkeiten machen. Sie schämen sich auch, weil ihnen bei ganz unwichtigen Gelegenheiten schon die Tränen kommen. Schließlich kann infolge einer Hirnkrankheit auch eine seelische Krankheit auftreten, die *körperlich begründbare Psychose genannt* wird.

Die seelischen Störungen bei Hirnkrankheiten sind im Studienbuch der Psychiatrie ausführlich besprochen, sie sind aber auch in der Neurologie so wichtig, daß hier ein Erkrankungsfall aufgezeichnet werden soll.

> Der 53jährige Gastwirt, Herr T., hatte sich in den letzten Monaten in seinem Wesen geändert. Er wurde interessenloser, langsamer, matter und müder. Andererseits war er aber auch leicht aufgeregt und hat sehr viel geschimpft. Er fühlte sich nicht mehr wohl, klagte auch manchmal über Kopfdruck. Eine Woche vor der Klinikaufnahme hatte der Kranke einen Zustand plötzlich auftretender Bewußtlosigkeit, danach war der rechte Arm eine Zeitlang gelähmt. Die Familie nahm an, daß es sich um einen Schlaganfall gehandelt habe und schickte den Kranken zur Erholung in einen Kurort. Hier verschlechterte sich das Befinden

des Kranken. Er wurde sehr unruhig, schließlich erschien er verwirrt. Offenbar erkannte er seine Umgebung nicht mehr. Über ein auswärtiges Krankenhaus kam er in die Nervenklinik. Auf die Frage nach seinen Beschwerden und nach Kopfschmerzen antwortete der Kranke: „Nein, ganz selten! Nicht schlimm – dann nehme ich mal eine Gelonida." „Weswegen sind Sie zu uns gekommen?" „Da muß ich erst mal meine Frau fragen, was das alles gewesen ist." „Waren Sie verreist?" „Ja, sicher ... in na ... wie heißt das noch?" Der Kranke kam nicht auf den Namen. Er wußte offensichtlich nicht, warum er sich hier befand, wie er nach hier gekommen war und woher er gekommen war. Er war also in seiner Orientierung gestört. **Es ist sehr wichtig, eine solche Orientierungsstörung bei einem Patienten festzustellen, denn sie ist das erste sichere Zeichen einer beginnenden Bewußtseinstrübung.** Laute und großartige Klagen darf man von einem Kranken mit einer hirnorganischen Wesensänderung nicht erwarten. Die meisten Patienten geben von sich aus kaum Schmerzen an, oder sie bagatellisieren sie wie unser Kranker.
Im neurologischen Befund sah man auch deutliche Zeichen einer Hirnerkrankung. **Es ist aber wichtig zu wissen, daß die seelischen Veränderungen oft die frühesten und lange Zeit auch die einzigen oder auffälligsten Zeichen einer Hirnkrankheit sein können.** Unser Patient hatte eine rechtsseitige Hemiparese mit Steigerung der Eigenreflexe. Die Bauchhautreflexe waren rechts abgeschwächt. Ein Babinskischer Reflex ließ sich allerdings nicht nachweisen. Das EEG zeigte einen linksseitig gelegenen Herdbefund (siehe Abb. 2) und die Carotisangraphie (siehe Abb. 5) ließ einen Hirntumor der linken Hemisphäre erkennen.

Der Krankheitsfall unseres Patienten T. soll darauf aufmerksam machen, daß seelische Störungen sehr wichtige Hinweise auf Hirnkrankheiten sein können. Von der Früherkennung von Hirnkrankheiten, also auch von der Beachtung seelischer Krankheitszeichen hängt die rechtzeitige Behandlung ab. Wie schon wiederholt betont ist, richtet sich die Behandlung ganz nach der Ursache. Diese muß durch neurologische Untersuchung und Spezialmethoden herausgefunden werden. **Bei der neurologischen Untersuchung und bei den Spezialuntersuchungen können Schwestern und Pfleger nur als Helfer des Nervenarztes tätig sein, in der Beobachtung seelischer Zeichen haben sie dagegen ein gewisses Maß an Selbständigkeit. Sie werden den Kranken eher und öfter sehen und daher die Bewußtseinstrübung oder die hirnorganische Wesensänderung auch am ehesten feststellen können, wenn sie gelernt haben, darauf zu achten. In der Mitteilung solcher Beobachtungen leisten sie dem Arzt wertvolle Hilfe.**

12. Zerebrale Anfälle

Unsere Sprache bezeichnet ein Ereignis, das den Menschen überfällt, als Anfall. Hier soll aber nicht von Schmerzanfällen oder Ohnmachtsanfällen die Rede sein, auch der Schlaganfall ist nicht gemeint. **Es geht hier um Krampfanfälle, die wir zerebrale Krampfanfälle nennen, weil sie im Hirn (Cerebrum) entstehen.** In der Anamnese unserer Patientin Frau S. haben wir bereits von solchen Krampfanfällen gehört. Ihre Krampfanfälle waren wie ihre Hemiparese und ihre Aphasie auf eine Hirnarterienembolie zurückzuführen. Hirntumoren, Hirnnarben, Vergiftungen und

Stoffwechselstörungen können jedoch ebenso wie eine Erkrankung der Blutgefäße des Hirns Ursache eines zerebralen Anfalls sein. Bei manchen Menschen allerdings treten zerebrale Krämpfe auf, ohne daß man eine der ebengenannten Ursachen finden kann. Man muß annehmen, daß bei ihnen aus der Anlage des Gehirns Krampfanfälle auftreten. Man kann diese Erkrankung, bei der aus inneren Ursachen heraus Krampfanfälle entstehen, *Epilepsie* nennen. Man muß aber wissen, daß bis heute mit dieser Krankheitsbezeichnung viele Vorurteile verbunden sind, welche den Patienten erschrecken und ihn in seinem gesellschaftlichen Ansehen schädigen. Das ist zwar ungerechtfertigt, es ist aber leider immer noch als eine Tatsache zu berücksichtigen. Es ist außerdem nicht sofort zu entscheiden, ob ein zerebraler Krampfanfall nur aus der Krampfbereitschaft des Hirns entsteht oder ob eine der vorhin genannten Ursachen hinzukommt. Es ist deshalb angemessener, zunächst von *epileptiformen Anfällen* (Epilepsie-ähnlich) zu sprechen. Damit wird betont, daß man noch aufklären muß, welche Ursachen zu diesem Anfall führten.

Der zerebrale Krampfanfall ist also eine Reaktion des Hirns auf verschiedene Reize. Es gibt verschiedene Anfallsformen, von denen wir die wichtigsten kennen müssen. Der wohl am häufigsten beobachtete Anfallstyp ist der, den man in der französischen Sprache *Grand mal* (großes Übel) genannt hat. Man spricht auch von einem großen oder *generalisierten Krampfanfall*. Der Ablauf dieses Anfalles ist stets gleich. Manche Patienten haben vor Beginn des Anfalles ein merkwürdiges Gefühl. Da einige Kranke gesagt haben, es sei, als ob sie von einem Lufthauch berührt wurden, hat man dieses Vorstadium des Anfalls *Aura* (Aura = der Morgenwind) genannt. Dieses Vorstadium ist meist nicht lang genug, daß sich der Patient in Sicherheit bringen könnte. Im nächsten Abschnitt des Anfalls, im *tonischen Stadium*, spannen sich alle Muskeln an (Tonus = Spannung). Der Patient fällt zu Boden, wenn er zuvor aufrecht stand, dabei kann er sich verletzen. Alle Muskeln sind angespannt und die Atmung setzt eine Weile aus. Da Stimmbänder ebenso wie die Ausatmungsmuskulatur angespannt werden, ertönt in diesem Stadium des Krampfanfalles manchmal ein Stöhnen oder ein Schrei. Nach wenigen Sekunden folgt das *klonische Stadium* (Klonus = der Krampf). Alle Muskelgruppen beginnen in rascher Aufeinanderfolge zu zucken. Da auch die Zunge und die Kaumuskeln an diesen Zuckungen beteiligt sind, kann ein Zungenbiß erfolgen. Manchmal wird durch die in diesem Stadium wieder einsetzende heftige Atmung und durch die Zuckungen der Zunge der Speichel als Schaum auf die Lippen getrieben. Das ist jedoch nicht so wichtig, wie viele Laien meinen. Im klonischen Stadium geht dem Patienten manchmal Urin ab. Für viele Patienten ist dieses das einzige Zeichen, an dem sie nach Beendigung des Ereignisses bemerken können, daß sie einen zerebralen Anfall erlitten haben. An das klonische Stadium schließt sich meist ein Schlafzustand an, den man *terminalen Schlaf* (Endschlaf) genannt hat. Manche Patienten bekommen ihre Anfälle auch vorwiegend aus dem Schlaf heraus und der terminale Schlaf ist die Fortsetzung des vorhergehenden natürlichen Schlafes. Der terminale Schlaf kann mehrere Stunden dauern. Aura, tonisches und klonisches Stadium dauern nicht länger als drei Minuten. Allerdings machen Angehörige der Kranken, die einen solchen Anfall zum erstenmal sehen, oft ganz andere Angaben, da sich ihnen die Minuten zu Stunden dehnten. Denn so ein generalisierter Krampfanfall sieht bedrohlich aus. **Lebensbedrohlich ist der einzelne Anfall jedoch nicht.**

Bei unserer Patientin Frau S. ist ein anderer Anfallstyp beschrieben worden. Der Ehemann hatte beobachtet, daß der rechte Arm und das rechte Bein zuckten. Es waren die Glieder, welche später in der Form der Hemiparese gelähmt waren. Einen solchen Anfall nennen wir einen *herdförmigen Anfall.* Viele Ärzte bezeichnen solche Anfälle mit dem Namen eines englischen Nervenarztes als *Jackson-Anfälle.* **Wenn man einen solchen Anfall beobachtet, kann man sagen, daß sich ein Krankheitsherd im Hirn befindet, von welchem dieser Krampfanfall seinen Ursprung genommen hat.** Wegen der Kreuzung der Pyramidenbahnen ist der Herd gewöhnlich in derjenigen Hemisphäre zu suchen, die den krampfenden Gliedern gegenüber liegt. Manchmal mündet der Jackson-Anfall in einen generalisierten zerebralen Anfall ein.

Dem großen Anfall (Grand mal), ist eine Gruppe von zerebralen Anfällen gegenüberzustellen, die man als *Petit mal* bezeichnet hat. Die häufigsten Anfälle dieser Gruppe bestehen in *Absenzen.* Unter Absenz versteht man einen plötzlich einsetzenden, nur wenige Sekunden dauernden mehr oder minder tiefgreifenden Verlust des Bewußtseins. Diese Absenzen zeigen sich meist erstmalig in der Vorpubertät, also bei Schulkindern. Bis heute werden diese Kinder wegen ihrer „Träumerei" oft zu Unrecht getadelt. Man kann tatsächlich die Auffassung gewinnen, die Patienten „träumten" für einen Augenblick. Sie sind nur kurze Zeit wie abwesend. Sie unterbrechen die Tätigkeit, mit der sie gerade beschäftigt waren. Meist stürzen sie nicht hin, manchmal verdrehen sie die Augen oder führen einige mechanische Bewegungen aus. Andere Anfallsformen dieser Gruppe hat man Propulsiv-petit-mal und Impulsiv-petit-mal genannt. *Propulsiv-petit-mal* sieht man bei Kleinkindern, sie beugen sich nach vorn, so daß der Eindruck entsteht, sie wollten nicken. Daher auch der Name Nick-Krämpfe, oder Salaam-Krämpfe (vom arabischen Gruß Saalam abgeleitet, bei dem man sich ebenfalls tief verbeugt). *Impulsiv-petit-mal* beobachtet man vom Kleinkindalter bis in die Pubertät. Es handelt sich um blitzartige Stöße, die den Kranken oft zu Boden schleudern.

Eine weitere Gruppe zerebraler Anfälle stellen die *psychomotorischen Anfälle* dar. Man hat diese Anfallsform erst kennengelernt, nachdem man bei Anfallskranken regelmäßig das EEG ableitete. Man nennt diese Anfälle auch *Dämmerattacken.* Das ist ein guter Name, weil er sagt, daß die Kranken wie bei der Absenz in ihrem Bewußtsein getrübt, umdämmert sind. Allerdings kann man von außen mehr an solchen Patienten beobachten als bei einer Absenz, sie nesteln an ihren Kleidern, schmatzen und schlucken, oder sie stehen auch auf und gehen ein paar Schritte hin und her. **Oft fällt es erst dann auf, daß es sich um einen Anfallszustand handelte, wenn man den Kranken dieselben sinnlosen Bewegungen wiederholt in gleicher Weise ausführen sieht.** Zunächst hätte man das Ganze vielleicht für Verlegenheitsbewegungen halten können.

Die Skala von zerebralen Anfällen ist noch größer. Es gibt noch andere seltenere Gruppen zerebraler Anfallsformen. Erwähnt werden sollen hier nur noch *Streckkrämpfe,* die man bei Erkrankungen des Stammhirns beobachten kann. Die Kranken strecken alle Glieder und auch den Rumpf. Meist handelt es sich nur um einen tonischen Krampf mit Bewußtseinsverlust.

Es gibt seelische Veränderungen, die bei manchen Kranken mit zerebralen Anfällen auftreten. Bei einigen ist nach längerem Bestehen des Anfallsleidens eine *Wesensänderung* zu beobachten, bei anderen Kranken treten *Dämmerzustände* auf, die als eine körperlich begründbare seelische Störung aufzufassen sind. Glücklicherweise sind derartige Dämmerzustände selten, diese Kranken sind im Dämmerzustand nämlich in ihrem Verhalten schwer gestört. Sie müssen unbedingt in einer psychiatrischen Wachabteilung versorgt werden.

Der einzelne zerebrale Anfall ist für den Patienten nicht bedrohlich, es sei denn, er verletzt sich während eines Anfalles. Es gibt aber einen Zustand gehäufter Anfälle, den wir *Status epilepticus* **nennen, dieser ist immer als lebensbedrohlich anzusehen.** Der Patient kann an Atem- und Kreislaufversagen während eines Status epilepticus sterben. Zu einem einzelnen zerebralen Krampfanfall muß der Arzt nicht gerufen werden. Es könnte den einmal begonnenen Anfall doch nicht stoppen und er würde auch meist zu spät kommen, da zerebrale Anfälle nur wenige Minuten andauern. Wenn ein Patient aber einen Status epilepticus bekommt, muß man den zuständigen Arzt sofort rufen. Woran erkennt man einen Status epilepticus? **Man soll immer dann einen Status epilepticus annehmen, wenn ein Patient innerhalb kurzer Zeit mehrere zerebrale Anfälle nacheinander bekommt und zwischen den Anfällen das Bewußtsein nicht wiedererlangt.** Wir wollen an einem Krankheitsfall die Entstehung und den Verlauf eines Status epilepticus verfolgen und später über EEG und Behandlung zerebraler Anfälle sprechen.

Die bei der Klinikaufnahme 26jährige Hausfrau, Frau U., war schon in ihrem 14. Lebensjahr einmal in der Klinik gewesen. Man erfuhr damals, daß sie seit dem 9. Lebensjahr an Absenzen litt. Die Nachbarn hatten die Eltern darauf aufmerksam gemacht, daß das Kind so oft „träume“. Tatsächlich hatte die Patientin seither mehrmals täglich Absenzen, wobei sie einen träumerischen Ausdruck des Gesichtes zeigte. Im 14. Lebensjahr waren aber andere Anfälle hinzugekommen, bei welchen die Patientin umfiel und mit allen Gliedern zuckte. Es konnte also kein Zweifel daran sein, daß die Patientin zu ihren Petit-mal-Anfällen jetzt auch Grand-mal-Anfälle, also große generalisierte zerebrale Anfälle bekam. Der Patientin wurde ein *Anticonvulsivum*, ein gegen die Krämpfe wirksames Medikament zur dauernden Einnahme verordnet.
Bei der jetzigen Aufnahme war die junge Frau lebensbedrohlich krank. Sie war bewußtlos. Der Ehemann berichtete, daß die Patientin zwei Anfälle gehabt habe und seither das Bewußtsein nicht wiedererlangt habe. Es handelte sich also um einen Status epilepticus. Das konnte man aus der Anamnese erschließen, aber auch die sofort angefertigte EEG-Kurve (siehe Abb. 3) ließ diesen Schluß zu. Auf die Verordnung von Anticonvulsiva verschwand der Status epilepticus innerhalb von mehreren Stunden. Die Patientin konnte am nächsten Tag selbst folgendes berichten: „Seit Weihnachten sind die Anfälle wieder häufiger, etwa drei bis vier in der Woche, Absenzen oft mehrere am Tag. Ich habe wohl in letzter Zeit die Tabletten nicht mehr regelmäßig eingenommen.“

Aus diesem Krankheitsfall kann man mehrere Dinge lernen. Zunächst einmal ist der Verlauf dieses Anfallsleidens mit dem Beginn in der Vorpubertät und dem späteren Hinzutreten von großen zerebralen Krampfanfällen recht charakteristisch. Es war bei dieser Patientin von vornherein zu erwarten, daß dieses Anfallsleiden auf eine anlagebedingte gesteigerte Krampfbereitschaft des Hirns zurückzuführen war. Die Spezialuntersuchungen haben dann auch tatsächlich keinen Hinweis auf einen Hirntumor, eine Hirnentzündung oder eine Hirnnarbe ergeben. Die Behandlung bestand also in der Verordnung von *Anticonvulsiva*. Hätte man eine andere Ursache finden können, so wäre neben der anticonvulsiven Behandlung auch die Beseitigung der Krankheitsursache (Hirntumor, Entzündung usw.) anzustreben gewesen.
Es gibt viele verschiedene Anticonvulsiva. Die wichtigsten dieser Medikamente ent-

stammen den Stoffgruppen der *Hydantoine* und der *Barbiturate*. Für jede Gruppe von Anfällen, ja für jeden Patienten ist ein besonderer Behandlungsplan mit diesen Medikamenten zu erarbeiten. Das ist Aufgabe eines Facharztes für Nervenkrankheiten. Oft kann man erst nach einer längeren Beobachtung sagen, welches der anticonvulsiven Medikamente für einen bestimmten Patienten am besten geeignet ist. Oft sind auch Kombinationen verschiedener Anticonvulsiva notwendig. Der Patient sollte einen Anfallskalender führen, auf welchem jeder Anfall aufgezeichnet wird. **Die Behandlung mit anticonvulsiven Medikamenten ist immer eine Behandlung, die über einen längeren Zeitraum regelmäßig unter Kontrollen des Arztes und Facharztes durchgeführt werden muß, wenn sie überhaupt helfen soll.** Das Ziel der anticonvulsiven medikamentösen Therapie ist die Anfallsfreiheit oder doch wenigstens die Minderung der Anfallshäufigkeit. **Es ist gefährlich, die anticonvulsiven Medikamente, auf welche ein Patient eingestellt ist, unvermittelt wegzulassen.** Das muß man wissen, wenn ein neuer Patient auf die Krankenabteilung kommt, der bisher ein oder mehrere Anticonvulsiva regelmäßig eingenommen hat. Wie wir in der Krankengeschichte unserer Frau U. sahen, kann das Weglassen der anticonvulsiven Medikamente einen Status epilepticus provozieren. Müssen anticonvulsive Medikamente wegen Unverträglichkeitserscheinungen oder aus anderen Gründen abgesetzt werden, so sollte das nach Beratung mit einem Nervenarzt geschehen. Das Elektroenzephalogramm (EEG) ist für die Erkennung und für die Kontrolle der Behandlungsergebnisse bei zerebralen Anfallsleiden von großer Bedeutung. Das EEG spielt, wie wir gesehen haben, auch in der Erkennung anderer Hirnkrankheiten eine wichtige Rolle. Andere Spezialuntersuchungen wie Arteriographie, Liquoruntersuchung usw. sind bei der Suche nach den Ursachen zerebraler Anfallsleiden ebenfalls nicht zu entbehren. Das EEG ist jedoch bei allen zerebralen Anfallsleiden die erste und wichtigste Untersuchungsmethode. Das liegt nicht nur daran, daß eine EEG-Untersuchung den Patienten kaum belästigt. Vielmehr kann man bei etwa 75% aller zerebralen Anfallsleiden durch eine einfache EEG-Untersuchung des Kranken besondere für das Leiden typische Befunde erheben. Wenn man *Provokationsmethoden*, wie *Hyperventilation*, Ableiten des EEGs im Schlaf oder Entzug von Schlaf vor Ableiten des EEGs usw. anwendet, erhöht sich dieser Prozentsatz noch. Man ist also nicht unbedingt auf die Beobachtung eines Anfallszustandes angewiesen, man kann auch dann, wenn der Patient äußerlich ganz unauffällig ist, Veränderungen seiner Hirnstromkurve registrieren.

Die Veränderung des EEGs bei zerebralen Anfallsleiden besteht im Auftreten sogenannter Krampfströme. Diese können in spitzen, steilen Wellenzügen bestehen, die unregelmäßig in die Hirnstromkurve eingestreut sind. Bei Anfallsleiden aus der Petit-mal-Gruppe sieht man *Spike-Waves* (Spitze-Woge). Eine steile Welle ist jeweils von einer langsamen gefolgt. Im Status epilepticus sieht man derartige Krampfströme gehäuft. Bei unserer Patientin Frau U., die unter Petit-mal-Anfällen litt, sah man daher auch einen Kurvenzug, der fast völlig aus Spike-Wave-Komplexen zusammengesetzt war (siehe Abb. 3). Bei Kranken mit psychomotorischen Anfällen sieht man Krampfströme, welche herdförmig über den Schläfenlappen des Hirns (Temporallappen) abgeleitet werden. Die Besserung eines Anfallsleidens läßt sich oft an der Normalisierung der Hirnstromkurve ablesen.

Kurzer Rückblick

Seelische Störungen können Hinweis auf Hirnkrankheiten sein. Ort und Ursachen der Hirnkrankheit kann man aus den seelischen Störungen nicht ersehen, da es aber meist schwere Krankheiten sind, die zu seelischen Störungen führen, ist die Beachtung seelischer Veränderungen der Kranken dringend notwendig. Bewußtseinstrübung ist bei akuten Hirnkrankheiten zu finden, sie kann in völlige Bewußtlosigkeit übergehen. Chronische Hirnerkrankungen können Wesensänderungen des Kranken hervorrufen. Diese hirnorganische Wesensänderung äußert sich vornehmlich in Gedächtnisstörungen und in affektiver Steuerungsschwäche. Die schwerste Veränderung des Seelenlebens besteht in einer körperlich begründbaren Psychose.

Sehr verschiedene Krankheiten des Gehirns kommen auch für die Verursachung von zerebralen Krampfanfällen in Frage. Wenn keine Hirnkrankheit als Ursache der Krampfanfälle zu finden ist, muß man annehmen, daß die Anlage des Hirns aus sich heraus zu den Krampfanfällen führt. Wir unterscheiden mehrere Anfallsformen: den großen, generalisierten Krampfanfall (Grand mal), den Jackson-Anfall, die Petit-mal-Anfälle und psychomotorische Anfälle. Der einzelne zerebrale Krampfanfall ist nicht gefährlich für den Kranken, lebensbedrohlich ist dagegen die Häufung von zerebralen Krampfanfällen, die wir Status epilepticus nennen. In der Erkennung und Behandlung aller Anfallsleiden ist das EEG die wichtigste Spezialmethode. Die Behandlung besteht in der Beseitigung von Ursachen, wenn das möglich ist. Außerdem werden anticonvulsive Medikamente verordnet.

XI. Ausdruckssymptome und Verdeutlichung neurologischer Störung

Hirnkrankheiten können seelische Störungen verursachen. Seelische Konflikte können aber auch Ursache für körperliche Störungen werden. Hier sollen nur solche körperliche Störungen besprochen werden, die mit neurologischen Symptomen verwechselt werden könnten. Es ist zwar bekannt, daß Spannungen und Erregungen zur Beschleunigung des Herzschlages und zur Erhöhung des Blutdruckes führen. Wir haben bei der Besprechung des autonomen Nervensystems darauf hingewiesen, daß diesem dabei eine wichtige Vermittlerrolle zukommt. Weniger bekannt ist es aber, daß bei manchen Patienten Lähmungserscheinungen und auch Anfallszustände beobachtet und behandelt werden, deren Ursachen in seelischen Konflikten liegen. Man nennt eine Lähmung oder auch einen Anfall, der aus seelischen Ursachen entsteht *psychogen*. Es ist selbstverständlich sehr wichtig, eine Lähmung aus hirnorganischer Ursache von einer *psychogenen Lähmung* zu unterscheiden. Auch zerebrale Anfälle und *psychogene Anfallszustände* müssen auseinandergehalten werden. Es wäre aber ganz verkehrt, wenn man glauben wollte, mit dieser Unterscheidung sei dann auch alles getan. Hirnorganische Lähmungen und zerebrale Anfälle würden dann behandelt, die Patienten aber, die „nur" psychogene Störungen haben, brauchten keine Behandlung. Wir wollen an einem Krankheitsfall sehen, daß es darauf ankommt, die Entstehung einer psychogenen Lähmung aus der Situation der Patientin heraus zu verstehen. Keineswegs kann man diese Patientin abtun mit der Bemerkung, es handle sich um Simulanten. Tatsächlich sind Simulanten – Leute, die uns bewußt täuschen wollen – äußerst selten! Patienten mit psychogenen Symptomen leiden auch! Manche von ihnen bringen ihr Leiden so laut und aufdringlich vor, daß der Unerfahrene dadurch aufs höchste alarmiert wird. Wenn sich dann herausstellt, daß der Alarm nicht nötig war, sollte man das nicht den Patienten entgelten lassen! Die psychogenen Störungen sind wie ein Signal, das die Umgebung zur Hilfeleistung oder zur Rücksichtnahme veranlassen soll. In gleichem Sinne muß man auch die Verdeutlichung von neurologischen Symptomen sehen. Meist entsteht die Verdeutlichung neurologischer Symptome als Reaktion des Patienten auf das Unverständnis seiner Umgebung. Die Verkennung und Mißachtung solcher Verdeutlichung kann zu schwerer Gefährdung des Kranken führen.

Die 38jährige sehr tüchtige und sonst auch energische Geschäftsfrau, Frau W., war an einem Morgen, vier Tage vor der Aufnahme in die Klinik, mit Schmerzen im Rücken und im linken Arm erkrankt. Diese Schmerzen steigerten sich so sehr, daß schließlich selbst stärkste schmerzstillende Mittel nicht halfen. Die Patientin wurde daher als dringender Notfall in die Klinik eingewiesen. Es zeigte sich, daß die Kranke den linken Arm überhaupt nicht bewegte. Sie wirkte insgesamt sehr unruhig wie jemand, der unter der Einwirkung heftiger Gemütsbewegungen steht. Die neurologische Untersuchung ließ unschwer erkennen, daß diese Lähmung des linken Armes nicht auf einer Schädigung des Nervensystems beruhen konnte. Der Tonus der Muskeln war normal, die Reflexe ließen sich ungestört auslösen, die Sensibilität war erhalten, Atrophien waren nicht vorhanden. Kurzum es wurde ein regelrechter neurologischer Befund erhoben. Die offenkundige Gemütsbewegung der Patientin wies jedoch darauf hin, daß hier seelische Faktoren eine wichtige Rolle spielten. Zunächst mochte die Kranke nicht über ihre Probleme sprechen. Nachdem man ihr Vertrauen gewonnen hatte, gab sie dann aber an, daß die Schmerzen und die Lähmung aufgetreten seien, nachdem am Abend zuvor eine Unterredung zwischen der Patientin, dem Ehemann und dem Pfarrer des Ortes stattgefunden hatte. Man hatte den Pfarrer ins Haus gebeten, um einen schon seit mehreren Monaten bestehenden Ehestreit zu schlichten. Es war bei dieser Unterredung dem Ehemann der größte Teil der Schuld zuerkannt worden, denn er hatte sich offensichtlich ehewidrig verhalten. Die Patientin war jedoch auch nicht ganz ohne Verpflichtung aus dieser Unterredung hervorgegangen. Sie hatte nämlich, als ihr der Ehebruch des Mannes bekannt geworden war, das gemeinsame Schlafzimmer verlassen und war bisher nicht bereit gewesen, wieder zurückzukehren. Bei der Unterredung war man nun übereingekommen, daß die Patientin nun auch nachgeben und verzeihen müsse und wieder in das gemeinsame Schlafzimmer einziehen sollte. Das wurde dann allerdings durch die Erkrankung der Patientin vereitelt.

Es genügt nicht, mit dem Spürsinn eines Detektivs das alles herauszubekommen und die Patientin dann mit ihren Problemen allein zu lassen, oder sie zu verachten, weil sie nicht organisch krank ist. **Auch seelische Probleme können erhebliches Leid verursachen. Auch solche Patienten haben ein Anrecht auf unser Verständnis und unsere Hilfe.** Es wird immer wieder gefragt: Konnte die Patientin nun ihren Arm nicht bewegen oder wollte sie nur nicht? Man darf sich nicht in diese Frage verrennen. Die Patientin konnte in dieser Situation ihren Willen nicht einsetzen, um ihren Arm zu bewegen. Es war ihr nicht möglich, die Versöhnung mit ihrem Ehemann zu vollziehen, zu der sie mit Worten bereits zugestimmt hatte. Die körperliche Störung ist also der Ausdruck der seelischen Schwierigkeiten der Patientin (Näheres darüber im Studienbuch der Psychiatrie). Der Arzt muß Situation und Persönlichkeit des Kranken nach möglichen Ursachen solcher seelisch bedingten Störungen durchforschen. Nur mit Hilfe der so gewonnenen Kenntnisse kann dem Patienten geholfen werden, man nennt diese Behandlung *Psychotherapie*.
Man tut den Patienten Unrecht, wenn man Ausdruckssymptome als Anstellerei abtut, denn oft steht hinter ihnen echtes Leid. Es ist sogar sehr gefährlich, jede ausdrucksbetonte Symptomatik als nebensächliches Getue anzusehen. Es kommt nicht selten vor, daß Patienten mit organischen Erkrankungen des Hirns ihre Beschwerden ausdruckshaft verdeutlichen. Werden solche Patienten verkannt, so nehmen ihre Tendenzen zur Verdeutlichung gewöhnlich zu und es kann dann sehr schwer sein, hinter der Ausdruckssymptomatik die organische Hirnkrankheit aufzufinden. Wir wollen einen solchen Krankheitsfall besprechen.

Der 57jährige Arbeiter, Herr X., war schon seit einigen Monaten krank. Er hatte sich aber immer noch zur Arbeit geschleppt, teils weil er ein sehr eifriger und fleißiger Mann war, teils aber wohl auch deswegen, weil seine Umgebung nicht an eine ernste Krankheit glaubte. Als er dann schließlich doch in die Klinik kam, lag er zunächst ohne Reaktion da. Erstaunlich war es, daß er doch gehen und stehen konnte, nachdem man ihn dazu energisch aufgefordert hatte. Bei der neurologischen Prüfung wurde zunächst kein sicher krankhafter Befund erhoben. Es war nicht zu übersehen, daß der Kranke bei der Untersuchung nicht mitarbeitete. Er stöhnte und jammerte und tat meist das Gegenteil dessen, was man ihm aufgetragen hatte. Also hatte man zunächst den Eindruck, daß es sich hier um reine *Ausdruckssymptomatik* handele. Schon bald aber mußte man erkennen, daß sich im Verlauf einiger Tage die Zeichen gesteigerten Schädelinnendrucks ausgebildet hatten. Es wurde eine Carotisangiographie vorgenommen, und es stellte sich ein *subdurales Hämatom* dar, welches dringend der operativen Behandlung bedurfte. Nach der Operation zeigte der Kranke keine Neigung zur Verdeutlichung seiner Beschwerden mehr. Es ging ihm viel besser.

Hätte man diesen Kranken gleich anfangs als „Drückeberger" oder Simulanten abgelehnt, so hätte es leicht geschehen können, daß seine schwere Hirnerkrankung übersehen worden wäre. Der Tod oder doch schwere Gesundheitsstörungen wären die Folge gewesen. Verdeutlichung neurologischer Symptome können bei allen Hirnkrankheiten auftreten.

Kurzer Rückblick:

Seelische Veränderungen eines Patienten sind nicht nur dann wichtig, wenn sie Hinweis auf eine Hirnkrankheit sind. Auch Ausdruckssymptome seelischer Konflikte verdienen unsere Beachtung. Sie können ein Zeichen für echtes Leid eines Menschen darstellen. Man darf solche Kranken nicht als Simulanten ansehen! Ungerechtfertigt, ja sogar gefährlich ist es Ausdruckssymptome zurückzuweisen, die als Verdeutlichung neurologischer Symptome auf dem Boden einer Hirnkrankheit entstanden sind. Verdeutlichung von neurologischen Symptomen sieht man besonders bei solchen Patienten, deren Leiden von ihrer Umgebung nicht recht gewürdigt worden war.

XII. Die Krankenpflege in der Neurologie

Auch in der Neurologie gelten die im übrigen Bereich der Medizin herrschenden Regeln der Krankenpflege. Die Besonderheiten aber, die in der Pflege Nervenkranker zu beachten sind, sollen hier in großen Zügen dargestellt werden. Es ist zunächst einmal sehr wichtig bei pflegerischen Maßnahmen keinen Schaden anzurichten. Tatsächlich kann man z.B. durch *falsches Lagern* eines bewußtlosen oder narkotisierten Patienten Schädigungen der peripheren Nerven verursachen. Falsches Lagern heißt hier das Hängenlassen eines Gliedes über eine scharfe Kante, oder Lagerung der Arme in unnatürlich überstreckter Stellung. Auch bei der Lagerung eines Gliedes auf Schienen oder in Gipsverbänden muß darauf geachtet werden, daß nicht ein Nerv durch Druck geschädigt werden kann. Besonders zu beachten ist hier der *Nervus fibularis* oder *Peronaeus,* der recht oberflächlich hinter dem Fibulaköpfchen liegt. Es soll nicht verschwiegen werden, daß es bei einigen Patienten trotz aller Vorsichtsmaßnahmen doch zu einer Peronaeuslähmung oder zur Schädigung des Armplexus kommt. Das ist sehr bedauerlich. Wenn man aber die Vorsichtsmaßnahmen beachtet hat, braucht man sich nicht den Vorwurf mangelnder Sorgfalt gefallen zu lassen.

Große Sorgfalt ist bei allen *intramuskulären Injektionen* anzuwenden. Es ist nicht nur die Einhaltung der Sterilität wichtig. Es müssen Schädigungen der peripheren Nerven vermieden werden. Um solche Schäden zu vermeiden, spritzt man in die Gesäßmuskulatur. Aber auch dort kann man schweren Schaden verursachen, wenn man sich nicht an die Regeln hält. Die Regeln sagen, daß man in den oberen äußeren Quadranten der Gesäßmuskulatur injizieren soll und daß die Kanüle auf den Beckenkamm gerichtet sein muß. Beachtet man das nicht, so könnte das eingespritzte Medikament in den *Nervus ischiadicus*, den großen Beinnerven gelangen. In manchen Fällen mag das außer einem kurzen Schmerz keine weiteren Folgen haben, manche Medikamente schädigen jedoch diesen Nerven und rufen nicht nur Schmerzen, sondern eine mehr oder minder vollständige Lähmung des gesamten Beins hervor. Es ist schlimm, wenn man sich sagen muß, daß man anstatt zu nützen schwer geschadet hat.

Eine andere Maßnahme, die in der Medizin häufig angewandt wird, kann bei Erkrankungen des Nervensystems schädlich sein, wenn man nicht ganz besonders vorsichtig ist. Es ist die *Anwendung von Wärme*. Man verläßt sich im allgemeinen darauf, daß der Patient selbst schon sagen wird, wenn es ihm zu heiß wird. Das funktioniert aber nicht, wenn der Patient an einer Störung der Empfindungsfähigkeit leidet. Nun wird man ja dann auch besonders vorsichtig sein, wenn man weiß, daß ein Patient eine Gefühlsstörung hat und daher nicht selbst darauf achten kann, daß Badewasser, Heizkissen oder was auch immer zu heiß ist. Aber bei der *Syringomyelie* ist in den Anfangsstadien oft Schmerz- und Temperatursinn allein gestört, manchmal weiß das der Patient selbst nicht. Er kann auch schwerste Verbrennungen erst dann wahrnehmen, wenn er selbst die Verbrennungen sieht. **Es ist also Vorsicht bei der Wärmeanwendung geboten, wenn man auch nur den Verdacht auf eine Nervenerkrankung des Patienten haben muß.**

Besteht bei einem Patienten eine Lähmung, so muß man darauf achten, daß keine *Versteifung der Gliedmaßen* eintritt. Diese könnte es nach Verschwinden der Lähmung verhindern, daß der Patient das Glied wieder richtig gebrauchen kann. Der Arzt wird in geeigneten Fällen heilgymnastische Behandlung verordnen, um dieser Gefahr entgegenzuwirken. Für Schwestern und Pfleger ist jedoch wichtig bei gelähmten Patienten darauf zu achten, daß die Lagerung des gelähmten Gliedes zweckmäßig ist.

Das gilt besonders für Lähmungen der Beine. **Der Fuß darf nicht in Spitzfußstellung versteifen,** denn mit Spitzfuß kann der Patient überhaupt nicht laufen, weil das Bein dann zum Durchschwingen beim Gehen zu lang ist. Man stellt daher einen Kasten an das Fußende des Bettes, um eine rechtwinklige Lagerung des Fußes zu erreichen. In besonderen Fällen kann es notwendig werden, Liegeschalen anfertigen zu lassen, um eine Versteifung des Fußes in ungünstiger Stellung zu verhindern. – Bei allen *Rückenmarkserkrankungen,* besonders aber bei allen *Querschnittslähmungen,* ist mit einer *Störung der Blasen- und Enddarmfunktion* zu rechnen. Bei frisch entstandenen Querschnittslähmungen tritt gewöhnlich eine Harnverhaltung auf. Es muß also katheterisiert werden. Bei dieser Maßnahme ist auf Keimfreiheit aller benötigten Instrumente zu achten. Wenn es sich um eine länger dauernde Blasenlähmung handelt, ist an die Möglichkeit eines Dauerkatheters zu denken. Allerdings ist es nicht richtig, den Dauerkatheter unnötig lange liegen zu lassen. Wenn sich die Blasenfunktion wiederherstellt, muß man versuchen, ob der Patient nicht schon wieder spontan Wasser lassen kann. Bei Querschnittslähmungen stellt sich nach einer gewissen Zeit gewöhnlich eine Funktion der Blase ein, die der Patient nicht willkürlich beherrschen kann. Bei Patienten mit *Querschnittslähmungen,* aber auch bei allen anderen Kranken die infolge *Lähmung oder Bewußtlosigkeit* lange unbeweglich liegen, ist immer an die Möglichkeit eines *Dekubitalgeschwürs* zu denken. Dekubitalgeschwüre entstehen durch den Druck der Unterlage auf die Haut und durch das Fehlen der ernährenden Einflüsse bei Querschnittslähmungen. Man kann der Entstehung eines Dekubitalgeschwürs entgegenwirken, indem man die Haut des Patienten sorgfältig pflegt, die Wäsche wechselt, wenn der Kranke unter sich gelassen hat, beim Betten sehr sorgfältig alle Falten des Bettuches wegstreicht. Ein Wasserkissen, auf welches der Kranke gelagert wird, kann eine Hilfe sein, um den Druck der Unterlage besser auf die Haut zu verteilen. Noch eher wird diese Absicht durch eine Spezialmatratze erreicht, die aus zwei aufblasbaren Röhrensystemen besteht, welche durch eine Maschine abwechselnd mit Luft gefüllt werden.

Bei Kranken mit *Schluckstörungen* infolge Lähmung der Schlundmuskeln oder Bewußtseinstrübung ist das Füttern eine sehr verantwortungsvolle Aufgabe. Es ist wichtig, einen Patienten auf natürlichem Wege zu ernähren. Die künstliche Zufuhr der Nahrung ist nur ein mehr oder minder vollkommener Ersatz der natürlichen Nahrungszufuhr. Man muß die Nahrung jedoch sehr vorsichtig verabreichen, damit nicht etwas davon bei dem gestörten Schluckakt in die Luftröhre gelangt. Es könnte eine Lungenentzündung die Folge sein.

Krankheiten des Nervensystems führen, wie wir gesehen haben, oft zu *Störungen des Verhaltens.* Diese können in Lähmungen, extrapyramidalen Bewegungsstörungen, Ataxie oder Anfallszuständen bestehen. **Es ist wichtig, den Patienten zu verstehen,** zu wissen, daß es sich um eine krankhafte Verhaltensweise handelt. Der Patient müßte sonst zu seiner Krankheit auch noch das Unverständnis seiner Umgebung ertragen. **Kranken, die mit seelischen Störungen in die Klinik kommen, muß man besonders verständnisvoll entgegentreten.** Dieses fällt um so leichter, je bessere Kenntnisse man über seelische Störungen hat. Es ist darüber hinaus von Bedeutung zu wissen, daß es Störungen wie z.B. die Aphasie gibt, die zwar den Kontakt zu den Mitmenschen erheblich stören aber doch nicht unmöglich machen. Der Kranke erfaßt trotzdem viele Reaktionen seiner Umwelt. Man macht schwere Fehler in der Krankenpflege, wenn man sich solch einem Patienten gegenüber verhält, als verstünde und spürte er gar nichts.

Zweiter Teil
Wörterbuch

Abkürzungen

Abk.	= Abkürzung	gr.	= griechisch
adj.	= Eigenschaftswort	lat.	= lateinisch
engl.	= englisch	Mehrz.	= Mehrzahl
fr.	= französisch	s.	= siehe

A

Absence (fr. Abwesenheit) auch Absenz geschrieben. Besondere Form eines zerebralen Anfalles, besteht aus kurzdauernder Ausschaltung des Bewußtseins.

Affekt (lat. Gemütsbewegung) adj. affektiv. Hier gebraucht als affektive Steuerungsschwäche = Erschwerung in der Beherrschung der Affekte.

Amnesie (gr. Erinnerungslosigkeit) Erinnerungslücke, hier besonders nach Commotio und Contusio, dort auch retrograde Amnesie = rückreichende Erinnerungslosigkeit.

amyotrophe Lateralsklerose (gr. + lat. Muskelunterernährung infolge Verhärtung der seitlichen Anteile des Rückenmarks) Name einer Erkrankung von Rückenmark und Hirn.

Anamnese (gr. Erinnerung) Vorgeschichte eines Kranken.

Anticonvulsivum (gr. + lat. gegen den Krampf) Mehrz. Anticonvulsiva, adj. anticonvulsiv, Medikament, das gegen zerebrale Krampfanfälle wirksam ist.

Aphasie (gr. Sprachverlust) Sprachverlust bei Hirnerkrankung.

Apoplexie (gr. Schlaganfall) plötzlich auftretende Lähmung.

Arteriographie (gr. Arteriendarstellung) Röntgenverfahren zur Darstellung von Schlagadern.

Arteriosklerose (gr. Schlagaderverhärtung) Erkrankung der Schlagadern.

Astrocytom (gr. von den sternförmigen Zellen ausgehende Geschwulst) Art eines Hirntumors.

Ataxie (gr. Ungeordnetheit) adj. ataktisch, Störung im Zusammenwirken von Rumpf und Gliedern.

Athetose (gr. ohne feste Stellung) adj. athetotisch, Form einer extrapyramidalen Bewegungsstörung.

Atrophie (gr. Unterernährung) adj. atrophisch, Schwund eines Organs, hier meist Muskelatrophie.

Aura (gr. Lufthauch) Vorstadium einiger zerebraler Anfälle.

B

bioelektrisch (gr. Elektrizität des Lebenden) elektrische Lebensäußerungen der Organe, hier besonders EEG und EMG.

Bulbärparalyse (gr. + lat. Lähmung des verlängerten Rückenmarks) Name einer Erkrankung.

C

Cerebellum (lat. Kleinhirn) adj. cerebellär

Cerebrum (lat. Hirn) adj. cerebral, auch zerebral geschrieben, s. Commotio cerebri.

Chorea (gr. Tanz) adj. choreatisch, Name einer extrapyramidalen Bewegungsstörung, zu unterscheiden sind Chorea Huntington und Chorea minor.

Coma s. Koma

Commotio (lat. Erschütterung) hier Commotio cerebri = Hirnerschütterung.

Contusio (lat. Quetschung) hier Contusio cerebri = Hirnquetschung.

D

degenerativ (lat. Entartung) adj. bei Krankheitsnamen. Es handelt sich um Erkrankungen, bei denen aus inneren Gründen Nervenzellen und Nervenbahnen absterben.

Dekubitalgeschwür (lat. das Liegen) durch den Druck der Unterlage entstandenes Geschwür.

Dysarthrie (gr. schlechte Gliederung) undeutliche Sprechweise bei Hirnerkrankungen.

Dysdiadochokinese (gr. schlechte Bewegungsfolge) Erschwerung rascher Bewegungsfolgen besonders bei Kleinhirnkrankheiten.

E

Elektroenzephalographie (gr. Hirnstromschreibung) Abk. EEG, Aufzeichnung der vom Hirn produzierten elektrischen Ströme, die aufgezeichnete Kurve heißt Elektroenzephalogramm.

Elektromyographie (gr. Muskelstromschreibung) Abk. EMG, Aufzeichnung der Muskelströme, die aufgezeichnete Kurve heißt Elektromyogramm.

Enzephalitis (gr. Hirnentzündung).

Enzephalomalazie (gr. Hirnerweichung) infolge Mangeldurchblutung aufgetretene Erweichung eines Hirnbezirks.

epidural (gr. + lat. auf der harten Hirnhaut) adj., hier epidurales Hämatom = Blutung oberhalb der harten Hirnhaut.

Epilepsie (gr. Anfall) leider mit Vorurteilen belastete Bezeichnung für zerebrale Krampfanfälle.

Euphorie (gr. Wohlbefinden) bei Hirnkrankheiten häufig auftretende unangemessene Heiterkeit des Kranken.

F

funikuläre Myelose (lat. Funiculus = Strang, gr. Myelon = Rückenmark) Rückenmarkserkrankung infolge Mangel an Vitamin B_{12}.

G

Glioblastom (gr. aus Gliazellen entstandene Geschwulst) Art von Hirntumoren.

Grand mal (fr. großes Übel) großer zerebraler Krampfanfall.

H

Hemiparese (gr. halbseitige Schwäche) unvollständige Lähmung einer Körperhälfte.

Hirnabszeß (lat. abscedere = weggehen) durch Einschmelzen von Hirngewebe entstandene Eiteransammlung.

Hypästhesie (gr. Unterempfindlichkeit) adj. hypästhetisch, Störung der Empfindungsfähigkeit.

I

Impressionsfraktur (lat. eingedrückter Bruch) Schädelbruch, bei welchem ein Bruchstück auf das Gehirn drückt.

Impulsiv-petit-mal (lat. Anstoß + fr. kleines Übel) besondere Form eines zerebralen Anfallsleidens.

Intentionstremor (lat. Zittern bei gezielten Bewegungen) besondere Form eines Tremors, der erst bei Bewegungen und besonders vor Erreichen des Zieles einsetzt.

Ischialgie (gr. Ischiasschmerz) auch nur Ischias genannt, Neuralgie des Nervus ischiadicus.

K

Kausalgie (gr. Brennschmerz) brennender Schmerz infolge Nervenverletzung.

Klonus (gr. heftige Bewegung) adj. klonisch, ein Stadium des großen zerebralen Krampfanfalles.

Koma (gr. Schlaf) tiefe Bewußtlosigkeit.

L

Liquor cerebrospinalis (lat. Hirn- und Rückenmarksflüssigkeit). Das Nervenwasser, die Flüssigkeit, welche Hirn und Rückenmark umgibt.

M

Manifestationsalter (lat. Offenbarung) Lebensalter, in welchem eine bestimmte Krankheit gewöhnlich auftritt.

Meningeom (gr. von den Hirnhäuten ausgehende Geschwulst) Art eines Hirntumors.

Meningitis (gr. Hirnhautentzündung).

Muskeldystrophie (gr. Muskelfehlernährung) Krankheit der Muskeln.

Myasthenie (gr. Muskelschwäche) Erkrankung der Verbindungsstelle zwischen Nerv und Muskel, welche zur krankhaften Muskelermüdbarkeit führt.

Myelographie (gr. Rückenmarksdarstellung) Röntgenverfahren zur Darstellung des Rückenmarks mit Hilfe eines Kontrastmittels.

Myotonie (gr. Muskelanspannung) Erkrankung der Muskeln, wobei die Muskeln die Neigung haben, einmal erreichte Spannungen festzuhalten.

N

Neuralgie (gr. Nervenschmerz) Schmerzen bei Erkrankungen peripherer Nerven, s. Ischialgie.

Neurologie (gr. Nervenheilkunde).

Nystagmus (gr. nicken) unwillkürliche Augenbewegungen (Augenzittern), tritt bei Schädigungen von Innenohr und seinen Verbindungen zu Kleinhirn und Augenmuskelnerven ein.

P

Parästhesie (gr. falsches Gefühl) Gefühlsstörungen wie Kribbeln, gehen oft der Hypästhesie voraus.

Paralyse (gr. Lähmung) vollständige Lähmung.

Parese (gr. Schwäche) nicht vollständige Lähmung.

Petit mal (fr. kleines Übel) Form zerebraler Anfälle.

Pneumenzephalographie (gr. Hirndarstellung durch Luft) Röntgenverfahren zur Darstellung von Oberfläche und Innenräumen des Hirns, nachdem Luft in diese Räume geleitet wurde.

Poliomyelitis (gr. Entzündung der grauen Substanz des Rückenmarks) Viruserkrankung, welche die Vorderhornzellen des Rückenmarks befällt.

Polyneuritis (gr. Entzündung vieler Nerven) Nervenentzündung, an welcher mehrere periphere Nerven beteiligt sind.

Polysklerose (gr. vielfache Verhärtung) häufige Erkrankung des Zentralnervensystems.

Propulsiv-petit-mal (lat. vorwärtsbeugen + fr. kleines Übel) Form zerebraler Anfälle.

Psychiatrie (gr. Seelenheilkunde) ärztliche Wissenschaft von den seelischen Störungen.

psychogen (gr. aus seelischer Ursache) adj. zur Kennzeichnung solcher Störungen, die seelische Ursachen haben.

psychomotorische Anfälle (gr. seelische Störung + Bewegungen) Form zerebraler Anfälle.

Psychopathologie (gr. Lehre vom gestörten Seelenleben) adj. psychopathologisch, hier psychopathologische Untersuchung = Untersuchung auf seelische Störungen.

Ptosis (gr. Fall, Sturz) in der Neurologie ist mit Ptosis fast immer das Herunterhängen eines Oberlides gemeint.

R

Rigor (lat. Starre) Bezeichnung für die Tonuserhöhung der Muskeln bei extrapyramidalen Erkrankungen.

S

Sensibilität (lat. Empfindung) adj. sensibel, die Fähigkeit, Wahrnehmungen mit Hilfe des Oberflächensinnes, des Stellung- und Lagesinnes und des Schmerz- und Temperatursinnes zu machen.

Simulation (lat. Täuschung) bewußte Vortäuschung eines Leidens, ist sehr selten, daher ist Vorsicht bei der Annahme von Simulation geboten.

Spastik (gr. Krampf) adj. spastisch, Tonuserhöhung der Muskeln bei Schädigung der Pyramidenbahn.

Spike-wave (engl. Spitze-Woge) besondere Art von Krampfströmen im EEG bei Petit-mal-Anfällen.

subdural (lat. unter der harten Hirnhaut) hier: subdurales Hämatom = Blutansammlung unter der harten Hirnhaut.

Syringomyelie (gr. Höhlenmark) Erkrankung des Rückenmarks, die zur Erweiterung des Zentralkanals und damit zur Höhlenbildung führt.

T

Tabes dorsalis (gr. + lat. Schwund der Hinterstränge) Rückenmarkskrankheit.

terminal (lat. zum Ende gehörend) Eigenschaftswort hier gebraucht als: terminaler Schlaf = Schlaf am Ende eines zerebralen Anfalls.

Tic (fr. Zuckung) kurze Zuckung, meist extrapyramidale Bewegungsstörung.

Tonus (gr. Spannung) Spannungszustand der Muskeln.

Torticollis spasticus (lat. unter Spannung verdrehter Hals) eine extrapyramidale Bewegungsstörung, oft Schiefhals genannt.

Tremor (lat. Zittern) Zittern der Glieder, besonders auffällig beim Parkinson-Syndrom.

Trigeminusneuralgie (lat. + griech. Schmerz im Trigeminusnerv) Erkrankung älterer Menschen mit blitzartig einschießenden Gesichtsschmerzen.

X

xanthochrom (gr. gelbgefärbt) gelbliche Verfärbung des Liquors nach länger zurückliegenden Blutungen.

Z

zerebral (lat. adj. zu cerebrum = Hirn) hier: zerebrale Anfälle = Anfälle, deren Entstehungsort das Hirn ist.

Dritter Teil
Wiederholungsbuch

1. Welche Untersuchungsmethoden werden in der Neurologie angewandt?

Die Erhebung der Vorgeschichte *(Anamnese)* ist bei Nervenkrankheiten sehr wichtig. Die inneren Organe müssen untersucht werden, da Nervenkrankheiten dort oft ihren Ursprung haben. Die Leistungen der Sinnesorgane sind zu prüfen. Der Spannungszustand *(Tonus)* und der Ernährungszustand der Muskeln werden beurteilt. Es wird festgestellt, ob Schwäche oder Lähmung von Muskeln *(Parese* oder *Paralyse)* vorliegt. Die Untersuchung der Reflexe ist ein wichtiger Anteil der neurologischen Untersuchung. Nicht nur die Bewegungsfähigkeit *(Motorik)* auch die Empfindungsfähigkeit *(Sensibilität)* muß beachtet werden. Die Sensibilität ist zu unterscheiden in: *Tastsinn*, *Schmerz-* und *Temperatursinn* und *Stellung-* und *Lagesinn*. Es gibt ein *segmentales* und ein *peripheres* Einteilungsprinzip der Sensibilität. Die neurologische Untersuchung wird abgeschlossen durch die Fahndung nach besonderen Bewegungsstörungen wie *Tremor* und *Ataxie*.
Spezialuntersuchungen vervollständigen die neurologische Untersuchung. Eine der am häufigsten angewandten Spezialuntersuchungen ist die *Elektroenzephalographie (EEG)*. Das EEG kann bei der Suche nach Hirnkrankheiten eine große Hilfe sein, außerdem ist es bei der Erkennung und Behandlung *zerebraler Anfälle* heute nicht mehr zu entbehren. Bei Erkrankungen von Rückenmark, peripheren Nerven oder der Muskeln wird oft das *Elektromyogramm (EMG)* abgeleitet. *Röntgenuntersuchungen* sind weitere sehr wichtige Spezialmethoden in der Neurologie. Veränderungen von Schädelknochen und Wirbelsäule können als wichtige Hinweise auf Erkrankungen von Hirn und Rückenmark durch einfache Röntgenaufnahmen festgestellt werden. Um Hirn und Rückenmark durch Röntgenstrahlen sichtbar zu machen, benutzt man *Kontrastmittel*. Die Darstellung des Rückenmarks durch ein Kontrastmittel nennt man *Myelographie*. Das Hirn kann durch *Pneumenzephalographie* und durch *Angiographie* der großen Hirnarterien indirekt sichtbar gemacht werden. Die *Untersuchung des Nervenwassers (Liquor cerebrospinalis)* ergibt Hinweise auf verschiedene Erkrankungen von Hirn und Rückenmark. Sie ist daher als eine wichtige Spezialmethode in der Neurologie anzusehen.

2. Welche Behandlungsmethoden werden in der Neurologie angewandt?

Nachdem durch die Untersuchungsmethoden Ort und Ursachen der Erkrankungen festgestellt worden sind, strebt die nervenärztliche Behandlung die Beseitigung der Krankheitsursachen oder wenigstens die Linderung ihrer schädlichen Auswirkungen an. *Die Behandlung richtet sich also ganz nach der Art der Krankheit, die behandelt werden soll.* Der Nervenarzt behandelt mit Medikamenten in der Weise wie es auch der Facharzt für innere Krankheiten tut, nicht selten ergibt sich aber die Notwendigkeit, den Kranken zu einer operativen Behandlung an den Neurochirurgen zu überweisen.

3. Wie sind die Symptome bei Erkrankungen peripherer Nerven?

Da die peripheren Nerven meist gemischte Nerven sind, rufen ihre Beschädigungen gewöhnlich *motorische und sensible Störungen* hervor. Die durch Beschädigung peripherer Nerven entstandenen Lähmungen bedingen einen *schlaffen Tonus* der gelähmten Muskeln, bei längerem Bestehen der Lähmungen sieht man auch *Muskelatrophien.* Die *Eigenreflexe* der gelähmten Muskeln sind abgeschwächt oder ganz erloschen. Durch Beschädigung der *Nervengeflechte*, besonders des Armplexus entstehen schwerere Krankheitszeichen als durch die Erkrankung eines einzelnen Nerven. Auch die aus der Wirbelsäule austretenden *Nervenwurzeln* können durch Druck eines Bandscheibenvorfalles und zusätzliche entzündliche Erkrankung geschädigt werden. Die häufigste auf diese Weise entstandene Störung ist die *Ischias.* Die Erkrankung vieler Nerven durch Entzündung oder Vergiftung heißt *Polyneuritis.* Man sieht dabei schlaffe Lähmungen der Glieder und strumpfförmige Sensibilitätsstörungen. Gefürchtet ist die rasch verlaufende Form der Polyneuritis, die man *aufsteigende Lähmung* oder *Landrysche Paralyse* nennt.

4. Welche Symptome treten bei Rückenmarkserkrankungen auf?

Da das Rückenmark nicht nur Leitungsorgan ist wie die peripheren Nerven, sondern auch eigene Nervenzellen besitzt, sind die Symptome der Rückenmarkserkrankungen von den Zeichen der Erkrankungen peripherer Nerven verschieden. Die meisten Lähmungen infolge Rückenmarkserkrankungen sind *spastische Lähmungen.* Nur wenn die Vorderhornnervenzellen selbst von dem Krankheitsgeschehen erfaßt sind, treten Muskelatrophien und schlaffe Lähmungen auf. Bei einer Beschädigung des Rückenmarks durch einen Tumor oder durch eine Verletzung tritt oft ein *Querschnittssyndrom* auf. Unterhalb des durch die Krankheit geschädigten Rückenmarksquerschnitts treten Lähmungen und Gefühlsstörungen auf. Beim Querschnittssyndrom sind auch *Lähmungen von Blase und Enddarm* zu erwarten. Es gibt aber auch Erkrankungen, welche die *langen Rückenmarksbahnen* ergreifen.

5. Welche Rückenmarkskrankheiten soll man sich besonders gut merken?

Besondere Aufmerksamkeit verdienen die *Tabes dorsalis* und die *funikuläre Myelose.* Sie gehören zwar nicht zu den häufigen Erkrankungen des Nervensystems, sehr wichtig ist es aber, die Möglichkeit einer besonderen Behandlung dieser Krankheiten zu erkennen. Die Tabes dorsalis kann als *Folgekrankheit der Lues* mit *Penicillin* behandelt werden. Die funikuläre Myelose geht wie die *perniziöse Anämie* auf einen *Mangel an Vitamin B12* zurück und kann durch Zufuhr dieses Vitamins ausheilen. Wichtig ist die Frühbehandlung, da einmal zerstörte Nervenfasern des Rückenmarks durch die Behandlung nicht ersetzt werden können. Die Behandlung kann nur das sonst unaufhaltbare Fortschreiten der Erkrankungen zum Stillstand bringen.

6. Was verstehen wir unter amyotropher Lateralsklerose und Bulbärparalyse?

Beide Krankheiten verursachen im langsam fortschreitenden Verlauf Lähmungen und Atrophien des Muskeln. Merkwürdig ist die Kombination von *Muskelatrophien* und *Spastik der Glieder* bei der *amyotrophen Lateralsklerose*. Die Bulbärparalyse führt zu *Lähmungen und Atrophien der Zunge sowie der Kau- und Schluckmuskulatur*. Dadurch werden Sprachstörungen und Erschwerung des Kauens und Schluckens verursacht.

7. Woran erkennt man eine Polysklerose?

Die Polysklerose ist eine häufige Erkrankung, deren Ursachen uns leider noch nicht bekannt sind. Sie verläuft in *Schüben* und verursacht Krankheitsherde, welche regellos im Zentralnervensystem verstreut sind. Man erkennt die Polysklerose also am schubweisen Verlauf und an der *Regellosigkeit der Symptome*. Manche Krankheitszeichen wie Sehstörungen, Nystagmus und Intentionstremor, Sensibilitätsstörungen und Störungen der Pyramidenbahnen kommen besonders häufig vor. Nach den ersten Schüben verschwinden die Symptome meist weitgehend, nach öfteren Krankheitsschüben bleiben allerdings nicht selten Dauersymptome bestehen.

8. Welche Muskelerkrankungen werden vom Nervenarzt behandelt?

Von den Muskelerkrankungen, welche dem Aufgabenbereich des Nervenarztes zugewiesen werden, ist die *Myasthenie* die wichtigste und häufigste. Durch sie wird eine krankhafte Ermüdbarkeit der Muskeln hervorgerufen, die sich nach Muskelarbeit zeigt. Besonders häufig sind die Augenmuskeln und die Kau- und Schluckmuskeln von dieser krankhaften Ermüdung betroffen. Durch eine Dauerbehandlung mit *Prostigmin* oder ähnlich wirkenden Medikamenten können die Erscheinungen der Myasthenie behoben oder doch gemildert werden. Leider stehen dem Nervenarzt gegen die anderen Muskelerkrankungen *(Muskeldystrophie, Myotonie und Myatonie)* nicht solche wirksamen Medikamente zur Verfügung. Die *Hyperventilationstetanie* ist ebenfalls unter den Muskelerkrankungen zu nennen. Infolge langanhaltenden heftigen Atems entsteht eine Verkrampfung der Handmuskeln. Meist ist das heftige Atmen Ausdruckssymptom eines seelischen Konfliktes.

9. Welches sind die Ursachen von Hirnkrankheiten und welche Symptome sind bei Hirnkrankheiten zu beobachten?

Die Ursachen der Hirnkrankheiten können in einigen Ursachengruppen zusammengefaßt werden. Diese sind: *Tumor, Trauma, Entzündung, Durchblutungsstörung, Vergiftung, Stoffwechselstörung und die Gruppe der degenerativen Krankheiten*. Die Behandlung hat sich vorwiegend nach den Ursachen der Erkrankungen zu richten, für eine operative Behandlung ist es jedoch auch wichtig, den Ort der Krankheit zu kennen. Für das Verständnis der Entstehung neurologischer Symptome ist die Kenntnis der Funktionen der Hirnnerven und der verschiedenen Hirnteile unentbehrlich. Dieselbe Krankheitsursache wird an verschiedenen Orten des Nervensystems verschiedene neurologische Symptome verursachen. Eine Schädigung der Pyramidenbahn im Hirn ruft meist eine *Hemiparese* hervor. Wegen der Nähe der Pyramidenbahn zu sensiblen Nervenbahnen ist die Hemiparese oft mit einer *halbseitigen Empfindungsstörung* kombiniert. Wenn die führende Hirnhälfte geschädigt worden ist, kommt oft eine *Aphasie* zu der Hemiparese hinzu. Hirnkrankheiten können *seelische Störungen und Krampfanfälle* zur Folge haben.

10. Was verstehen wir unter Aphasie und hirnorganischem Psychosyndrom?

Aphasie heißt der Verlust des Sprechvermögens. Kranke, die an einer Aphasie leiden, brauchen keine anderen seelischen Störungen aufzuweisen. Das gesamte Seelenleben kann aber durch Hirnkrankheiten gestört werden. Schon die *Bewußtseinstrübung* oder der *Bewußtseinsverlust* ist eine solche allgemeine seelische Störung. Als Folge verschiedener Hirnkrankheiten entsteht das *hirnorganische Psychosyndrom*. Denken, Fühlen und Wollen, also das Wesen des Kranken, kann dauernd oder vorübergehend innerhalb eines hirnorganischen Psychosyndroms verändert sein.

11. Welche Krankheitszeichen treten bei Erkrankungen des Kleinhirns und des extrapyramidalen Systems auf?

Kleinhirnkrankheiten verursachen *Ataxie, Nystagmus, schlaffen Muskeltonus und Intentionstremor*. Der Intentionstremor ist ein Zittern des Gliedes, welches vor Erreichen eines Zieles einsetzt. Schnell aufeinander folgende Bewegungen können Patienten mit Kleinhirnkrankheiten nicht ausführen. Auch die Erkrankungen des *extrapyramidalen Systems* führen zu Bewegungsstörungen. Es müssen mehrere Krankheitsgruppen unterschieden werden. Die größte und wichtigste ist die *Parkinsonsche Krankheit,* die Verlangsamung und Verarmung der Bewegungen des Kranken hervorruft. Die Muskeln zeigen einen *erhöhten Tonus,* den man *Rigor* nennt. Die Glieder weisen *in Ruhe* einen *Tremor* auf, der bei Bewegungen abnimmt. Die *Chorea Huntington* ist eine weitere dieser Krankheiten. Sie bewirkt unwillkürliche zuckende Bewegungen der Glieder und führt schließlich auch zu seelischen Veränderungen. Sie ist eine Erbkrankheit. Von der Chorea Huntington muß die *Chorea minor* unterschieden werden, denn sie verläuft viel günstiger. Sie befällt fast ausschließlich Kinder. Es handelt sich bei der Chorea minor um eine Folgekrankheit des rheumatischen Fiebers. Weitere kleinere Gruppen extrapyramidaler Erkrankungen sind die *Wilsonsche Krankheit,* die *Torsionsdystonie,* der *Torticollis* und die *Athetose.*

12. Was sind zerebrale Anfälle?

Krampfanfälle, die im Hirn (Cerebrum) entstehen, nennen wir zerebrale Anfälle. Es sind Reaktionen des Hirns auf verschiedenartige Reize, bei manchen Kranken führt allein die *anlagebedingte Krampfbereitschaft* des Hirns zu solchen Anfällen. Wir kennen verschiedene Anfallsformen. Der *große generalisierte Krampfanfall (Grand mal)* verläuft in drei Stadien, diese sind: *Aura, tonisches Stadium* und *klonisches Stadium,* es schließt sich gewöhnlich der *terminale Schlaf* an. *Jackson-Anfälle oder herdförmige Anfälle* weisen auf einen Krankheitsherd des Hirns hin. Zur *Gruppe der Petit-mal-Anfälle* gehören die *Absenzen*, das *Propulsiv-petit-mal* und das *Impulsiv-petit-mal*. *Psychomotorische Anfälle* sind eine weitere Anfallsgruppe. Der einzelne zerebrale Krampfanfall ist nicht lebensbedrohlich. Die Häufung von Anfällen, die wir *Status epilepticus* nennen, bedeutet dagegen für den Patienten eine akute Lebensgefahr. Zur Erkennung und zur Kontrolle des Behandlungserfolges ist das *EEG* bei allen zerebralen Anfällen unentbehrlich. Die Behandlung erfolgt mit *anticonvulsiven Medikamenten*. Wenn allerdings besondere Ursachen wie etwa Hirntumor, Hirnentzündung usw. für die zerebralen Anfälle verantwortlich zu machen sind, so ist die *Beseitigung dieser Ursachen* anzustreben.

13. Was verstehen wir unter Ausdruckssymptomen und Verdeutlichungen?

Lähmungen oder Anfallszustände können auf dem Boden seelischer Konflikte entstehen. Die körperlichen Störungen sollen also die seelischen Schwierigkeiten ausdrücken. Wir nennen solche psychogenen Lähmungen oder Anfallszustände daher *Ausdruckssymptome*. Das Ausdruckssymptom ist ein Signal, welches auf die Hilfsbedürftigkeit des Patienten hinweisen soll. Wenn die Zeichen körperlicher Krankheit von der Umgebung verkannt worden sind, so zeigen einige Patienten die Tendenz zur *Verdeutlichung dieser Symptome*. Da sich hinter solchen ausdruckshaften vorgebrachten Beschwerden ernste Hirnkrankheiten verbergen können, dürfen sie nicht übersehen oder mißachtet werden.

14. Welche Besonderheiten sind in der Pflege Nervenkranker zu beachten?

Bei allen pflegerischen Maßnahmen müssen Schädigungen der peripheren Nerven vermieden werden. Solche Schädigungen können durch *falsches Lagern* des Patienten oder durch *fehlerhafte intramuskuläre Injektionen* zustande kommen. Dem Auftreten *unzweckmäßiger Versteifungen* gelähmter Glieder muß entgegengewirkt werden. Die *Anwendung von Wärme* erfordert bei allen Nervenkrankheiten, besonders aber bei der *Syringomyelie* große Sorgfalt. Bei Rückenmarkskrankheiten treten häufig *Störungen von Blasen- und Enddarmfunktion* auf, die man genau kennen muß, um solche Kranke sachgerecht zu pflegen. Das *Verhüten von Dekubitalgeschwüren* ist eine wichtige Aufgabe bei allen gelähmten Patienten. Das Füttern von Kranken, die an einer *Schlucklähmung* leiden, ist sehr verantwortungsvoll. Das Verstehen des Kranken ist besonders in der Neurologie wichtig. Für den Umgang mit seelisch gestörten Patienten gilt das noch mehr. Die sachgemäße Pflege solcher Kranker kann man nur im Besitze guter Kenntnisse der Neurologie und Psychiatrie ausführen.

Literaturverzeichnis

Bing, R.: Kompendium der topischen Gehirn- und Rückenmarksdiagnostik. 14. Aufl. Basel (B. Schwabe & Co. Verlag) 1953.

Bodechtel, G.: Differentialdiagnose neurologischer Krankheitsbilder. 2. Aufl. Stuttgart (Georg Thieme Verlag) 1963.

Ewald, G.: Neurologie und Psychiatrie. 4. verb. Aufl. München (Urban & Schwarzenberg) 1969.

Laubenthal, F.: Leitfaden der Neurologie. 7. überarbeitete Aufl. Stuttgart (Georg Thieme Verlag) 1963.

Mumenthaler, M.: Neurologie. 2. verbesserte Aufl. Stuttgart (Georg Thieme Verlag) 1969.

Schaltenbrand, G.: Allgemeine Neurologie. Stuttgart (Georg Thieme Verlag) 1969.

Scheid, W.: Lehrbuch der Neurologie. 3. Aufl. Stuttgart (Georg Thieme Verlag) 1968.

Quellennachweis für die Textabbildungen

Mit freundlicher Genehmigung der Verlage wurden die Abbildungen entnommen aus:

Bing, R.:
Kompendium der topischen Gehirn- und Rückenmarksdiagnostik. 14. Aufl. Basel (B. Schwabe & Co. Verlag) 1953: Abb. 7.

Ewald, G.:
Neurologie und Psychiatrie. 4. verb. Aufl. München (Urban & Schwarzenberg) 1969: Abb. 8, Abb. 9.

Sobotta-Becher:
Atlas der Anatomie des Menschen, III. Teil, 16. Aufl. München-Berlin 1962 (Verlag Urban & Schwarzenberg): Abb. 10.

Sachverzeichnis